# 医院感染管理实用指南

名誉主编 刘　建
名誉主审 韩小茜
主　　编 秦小平
编　　委（按姓氏笔画为序）
　　　　　于书存　刘凤阁
　　　　　周京晶　秦小平

北京大学医学出版社

# YIYUAN GANRAN GUANLI
# SHIYONG ZHINAN

**图书在版编目(CIP)数据**

医院感染管理指南/秦小平主编. —北京:北京大学医学出版社,2004.8(2008.4 重印)

ISBN 978-7-81071-783-0

Ⅰ. 医… Ⅱ. 秦… Ⅲ. 医院—感染—卫生管理—指南 Ⅳ. R197.323-62

中国版本图书馆 CIP 数据核字(2004)第 080010 号

## 医院感染管理实用指南

主　　编：秦小平
出版发行：北京大学医学出版社(电话:010—82802230)
地　　址：(100083)北京市海淀区学院路 38 号　北京大学医学部院内
网　　址：http://www.pumpress.com.cn
E - mail：booksale@bjmu.edu.cn
印　　刷：北京地泰德印刷有限公司
经　　销：新华书店
责任编辑：许　立　　责任校对：潘　慧　责任印制：张京生
开　　本：880mm×1230mm　1/32　印张：6. 字数：171 千字
版　　次：2004 年 8 月第 1 版　2008 年 4 月第 2 次印刷　印数:5001-7000 册
书　　号：ISBN 978-7-81071-783-0
定　　价：15.00 元

版权所有,不得翻印

(凡属质量问题请与本社发行部联系退换)

# 序　言

医院感染不仅是医院管理的重要课题,也是一个重要的公共卫生问题。医院感染与医疗、护理质量息息相关,医院感染管理水平直接反映医院的整体管理水平。

WHO将医院感染的预防与控制列为医院质量管理体系中的重要指标。它主要包含医院感染监测、医院感染控制、医院感染研究三个方面。我国医院感染管理工作起步较晚,20世纪80年代中期才有全国性医院感染控制和预防的规划,并成立了相应管理机构。国家卫生部将医院感染管理作为医院分级管理的重要内容,先后制定、颁发了十余项关于医院感染管理的措施、规定和标准。特别是SARS疫情引发的全社会对医院感染管理工作的高度关注,为我国医院感染管理工作赢来了一个前所未有的发展契机。

我国最新统计资料显示,医院感染的重点发病科室为内科、外科和儿科,发病部位主要集中于呼吸道(49%)、泌尿道(13%)、手术切口(12%)等。其中以血液和造血系统疾病病人的医院感染发病率最高,达10.5%。美国医院感染发生的主要部位为肺部(31%)、泌尿系统(23%)、血液(14%)等。另外,由于众多传染性疾病在综合性医院的首发及造成院内传播的几率越来越高,从防范的角度出发,实时及快速、准确的监测预警职能已成为各医院感染管理科室的重要发展方向。抗菌药物在临床的广泛应用,各种侵入性治疗操作技术的不断发展,也使医院感染的机会大大增加。因此,医院感染管理工作应受到医院各级领导的高度重视,同时也对从事感染管理工作的人员提出了更高的要求。

由首都医科大学附属北京友谊医院刘建院长任名誉主编,秦小平主任等编写的这本《医院感染管理实用指南》从医院感染管理的基础入手,突出了实用的宗旨,对医院感染管理工作有很好的指导意义并对同行有较好的借鉴作用,值得向医院感染管理者推荐。

是为序。

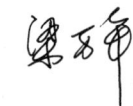

北京市卫生局副局长
卫生管理与流行病学教授

# 前　言

医院感染管理是现代医院管理和医疗质量管理的重要组成部分，是综合评价医院医疗质量的重要指标之一。

随着抗菌药物的不断更新和广泛应用，同时也使耐药菌株不断出现；侵入性诊疗技术的不断扩展，增加了患者医院感染的危险因素。医院感染的发生，不仅给患者造成身心痛苦，影响疾病的预后，同时还影响医疗质量，增加医疗费用的支出。医院感染的暴发流行，还会给医院造成无法估量的社会影响。

因此，医院感染的管理与控制要引起广大医务人员的重视，提高对医院感染管理水平的认识，增强责任心，把《中华人民共和国传染病法》和《医院感染管理规范》的要求，落实到日常工作中，树立主动预防医院感染的意识。同时要保证医疗用品的质量，合理使用抗菌药物。只有医院感染管理和医疗、护理等部门以及全院医务人员的共同参与、共同努力，才能使医院感染控制取得良好的效果。随着社会经济的发展，给病人提供一个安全有质量保证的医疗服务成为医疗机构的重要任务，控制医院感染就成为完成这一任务的重要保证。

我院医院感染管理委员会和感染管理科根据《中华人民共和国传染病法》、卫生部《医院感染管理规范》、《消毒技术规范》、《消毒管理办法》等法律法规，结合我院的实际情况，制定了我院的感染管理制度，并编写了《医院感染管理实用指南》，是临床非常需要和实用的手册，搞好医院感染管理工作，需要全体医务人员的共同参与、共同努力。

首都医科大学附属北京友谊医院　院长

# 编 者 的 话

随着现代医学科学技术的不断发展,医院感染越来越受到各国的高度重视,也是医疗质量管理的重要内容和医学科学研究的重点。

医院感染学是随着医学的发展而演变形成的新兴边缘学科,它涉及到病原生物学、传染病学、统计学、药理学、医院建筑学等多学科的综合知识,要想短时间内全面掌握,存在一定难度。这就引起我编写一本《医院感染管理实用指南》的想法,旨在把《医院感染管理学》中重点内容进行浓缩,突出"实用"的指导思想,为医院感染管理规范化提供些方便。

去年,我院作为第二周期医院评审的首家试点医院接受了评审,医院感染管理在评审中占了重要的地位。评审标准中也要求医院具有《医院感染管理指南》,并要不断修改、完善。我院领导非常重视,给予了具体指导和要求,在评审前就形成了"指南"的初稿。我院通过评审后,全国各地多家兄弟单位前来交流,这就进一步推动了我们尽快编写、出版此书,把我们的工作向大家汇报,也供同行们交流,抛砖引玉吧。

在编写此书的过程中,得到了我院领导的支持,欣然担任名誉主编和主审,同行前辈也给予了诸多的鼓励和建议,在此表示衷心感谢。

我们深知,由于水平有限和时间仓促,即使我们做了很大的努力,但缺点、错误在所难免,在编写过程中又有新的条例、规范出台,我们的制度也要进行相应的调整;对于出现的问题,我们将虚心接受读者和同行的批评指正。

首都医科大学附属北京友谊医院
感 染 管 理 科 主 任

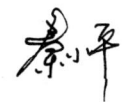

# 目 录

**第一部分 医院感染管理组织机构及人员、部门职责**……… (1)

  一、医院感染管理组织机构及任务……………………… (1)

  二、医院感染管理监控系统……………………………… (2)

  三、医院感染管理监测系统……………………………… (3)

  四、医院感染监测信息反馈系统………………………… (3)

  五、医院感染管理委员会职责…………………………… (4)

  六、医院感染管理科（专职人员）职责………………… (5)

  七、临床科室医院感染管理小组职责…………………… (5)

  八、临床兼职感染管理监控医师职责…………………… (7)

  九、临床兼职感染管理监控护士职责…………………… (8)

  十、临床医务人员医院感染管理职责…………………… (8)

  十一、医务管理部门医院感染管理职责………………… (9)

  十二、护理管理部门医院感染管理职责………………… (9)

  十三、总务后勤部门医院感染管理职责………………… (9)

  十四、药剂科医院感染管理职责………………………… (10)

  十五、检验科医院感染管理职责………………………… (10)

  十六、临床微生物实验室在医院感染管理中的职责…… (10)

  十七、抗菌药物临床应用监测小组职责………………… (11)

  十八、医疗废物回收工作范围和职责…………………… (11)

**第二部分 医院感染管理制度**……………………………… (13)

  一、医院感染控制制度…………………………………… (13)

  二、医院感染监测报告制度……………………………… (14)

  三、医院感染管理培训制度……………………………… (15)

  四、消毒药械的管理制度………………………………… (16)

五、一次性无菌医疗用品管理制度 …………………… (17)
　　六、医院职工预防医院感染的防护制度 ………………… (18)
　　七、医疗废物管理制度 …………………………………… (20)
　　八、临床科室感染管理监控手册使用制度 ……………… (25)
　　九、医务人员职业防护制度 ……………………………… (28)
　　十、医院感染管理奖惩制度 ……………………………… (30)
　　十一、感染管理监测医生、护士年终评比标准（试行）… (31)
第三部分　重点部门、科室医院感染控制制度 ………… (32)
　　一、门诊医院感染控制制度 ……………………………… (32)
　　二、急诊科医院感染控制制度 …………………………… (34)
　　三、治疗室、注射室医院感染控制制度 ………………… (36)
　　四、换药室医院感染控制制度 …………………………… (37)
　　五、普通病房医院感染控制制度 ………………………… (37)
　　六、重症监护病房医院感染控制制度 …………………… (40)
　　七、高危新生儿室医院感染控制制度 …………………… (41)
　　八、产房医院感染控制制度 ……………………………… (42)
　　九、手术室医院感染控制制度 …………………………… (44)
　　十、透析室医院感染控制制度 …………………………… (46)
　　十一、供应室医院感染控制制度 ………………………… (47)
　　十二、口腔科医院感染控制制度 ………………………… (48)
　　十三、输血科医院感染控制制度 ………………………… (49)
　　十四、胃镜室医院感染控制制度 ………………………… (50)
　　十五、导管室医院感染控制制度 ………………………… (50)
　　十六、检验科医院感染控制制度 ………………………… (52)
　　十七、肠道门诊医院感染控制制度 ……………………… (52)
　　十八、肝炎门诊医院感染控制制度 ……………………… (53)
　　十九、针灸科医院感染控制制度 ………………………… (54)
　　二十、营养部医院感染控制制度 ………………………… (55)

二十一、洗衣房医院感染控制制度 …………………… (55)
　　二十二、污水站医院感染控制制度 …………………… (56)
　　二十三、医疗废物贮存地医院感染控制制度 ………… (57)
第四部分　医院感染管理控制考核标准 ……………………… (58)
　　一、普通病房医院感染管理考核标准 ………………… (58)
　　二、血液净化室医院感染管理考核标准 ……………… (59)
　　三、手术室医院感染管理考核标准 …………………… (60)
　　四、口腔科医院感染管理考核标准 …………………… (61)
　　五、母婴同室医院感染管理考核标准 ………………… (62)
　　六、产房医院感染管理考核标准 ……………………… (64)
　　七、内镜室医院感染管理考核标准 …………………… (65)
　　八、导管室（含介入治疗）医院感染管理考核标准 … (66)
　　九、检验科医院感染管理考核标准 …………………… (67)
　　十、供应室医院感染管理考核标准 …………………… (68)
　　十一、输血科医院感染管理考核标准 ………………… (69)
　　十二、抗菌药物应用管理考核标准 …………………… (70)
　　十三、一次性使用无菌医疗用品医院感染管理考核标准 ……
　　………………………………………………………………… (71)
　　十四、注射室、输液室医院感染管理考核标准 ……… (72)
第五部分　抗菌药物与医院感染 ……………………………… (74)
　　一、主要抗菌药物及分类 ……………………………… (74)
　　二、按抗菌药物对细菌的作用性质分类 ……………… (79)
　　三、抗菌药物的作用机制 ……………………………… (79)
　　四、抗菌药物的不良反应 ……………………………… (80)
　　五、各类抗菌药物主要耐药机制 ……………………… (80)
　　六、细菌耐药性的防治措施 …………………………… (80)
　　七、临床常见耐药细菌 ………………………………… (81)
　　八、医院感染的主要微生物 …………………………… (84)

九、医院抗菌药物合理应用 …………………………… (85)
　　十、抗菌药物应用的管理制度 ………………………… (87)
　　十一、合理使用抗菌药物指导原则 …………………… (88)
　　十二、抗菌药物合理应用的判断标准 ………………… (91)

**第六部分　医院感染突发事件应急措施** ………………… (92)
　　一、医院感染突发事件应急预案 ……………………… (92)
　　二、医院感染传播途径的控制措施 …………………… (94)
　　三、医院出现感染流行或暴发趋势时，流行病学调查基本步骤
　　　……………………………………………………………… (96)
　　四、医院感染零报告制度 ……………………………… (98)

**第七部分　医院感染的诊断标准** ………………………… (99)
　　一、呼吸系统 …………………………………………… (100)
　　二、心血管系统 ………………………………………… (102)
　　三、血液系统 …………………………………………… (103)
　　四、腹部和消化系统 …………………………………… (105)
　　五、中枢神经系统 ……………………………………… (108)
　　六、泌尿系统 …………………………………………… (110)
　　七、手术部位 …………………………………………… (111)
　　八、皮肤和软组织 ……………………………………… (113)
　　九、骨、关节 …………………………………………… (116)
　　十、生殖道 ……………………………………………… (117)
　　十一、口　腔 …………………………………………… (119)
　　十二、其他部位 ………………………………………… (120)

**第八部分　医院感染管理控制标准** ……………………… (121)

**第九部分　医院感染管理相关知识** ……………………… (124)
　　一、名词术语 …………………………………………… (124)
　　二、消毒灭菌原则 ……………………………………… (126)
　　三、化学消毒剂使用原则 ……………………………… (127)

四、化学消毒剂的种类及作用原理 ……………… (127)
五、洗手指征 …………………………………… (128)
六、洗手方法 …………………………………… (128)
七、手消毒指征 ………………………………… (128)
八、手消毒方法 ………………………………… (129)
九、隔离种类 …………………………………… (129)
十、隔离预防的技术 …………………………… (131)
十一、传染病区设计原则和工作制度 ………… (132)
十二、疫源地的处理 …………………………… (134)
十三、医院常用器材消毒灭菌方法 …………… (140)
十四、传染病学与医院感染学的区别 ………… (142)
十五、手术切口的分类 ………………………… (142)
十六、采样方法和监测 ………………………… (143)
十七、紫外线强度简易测定法 ………………… (144)
十八、临床微生物标本采集与送检规范 ……… (144)
十九、内镜的清洁、消毒与灭菌 ……………… (148)

参考文献 ………………………………………… (151)

**附录：医院预防与控制传染性非典型肺炎（SARS）医院感染的技术指南** ……………… (152)

# 第一部分 医院感染管理组织机构及人员、部门职责

## 一、医院感染管理组织机构及任务

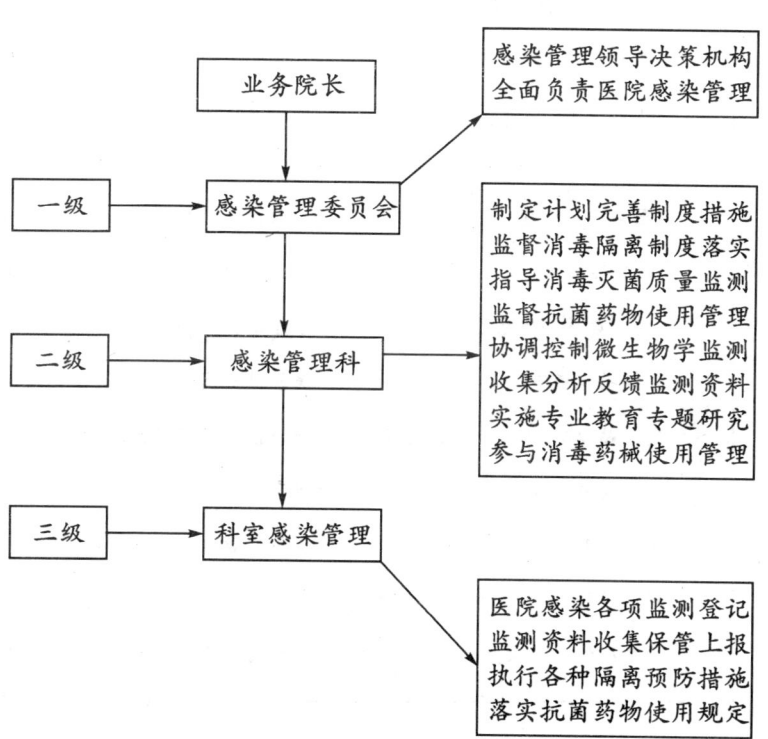

## 二、医院感染管理监控系统

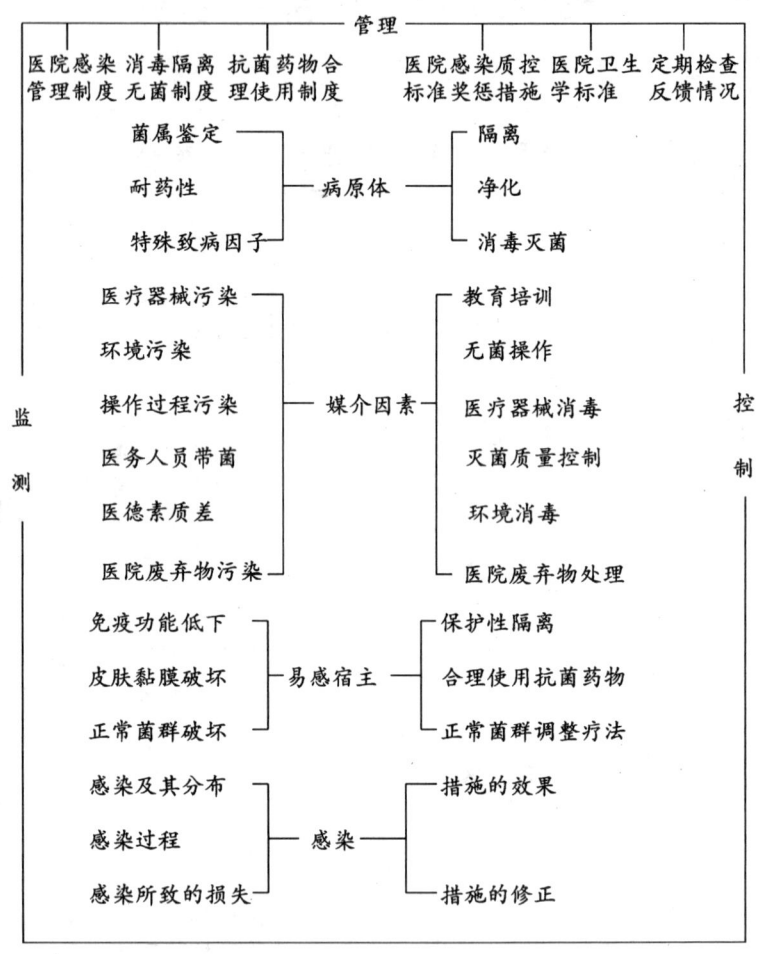

## 三、医院感染管理监测系统

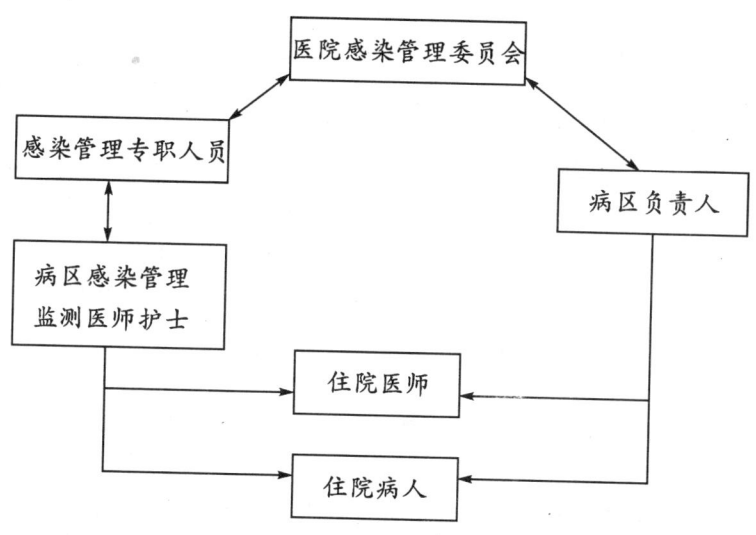

## 四、医院感染监测信息反馈系统

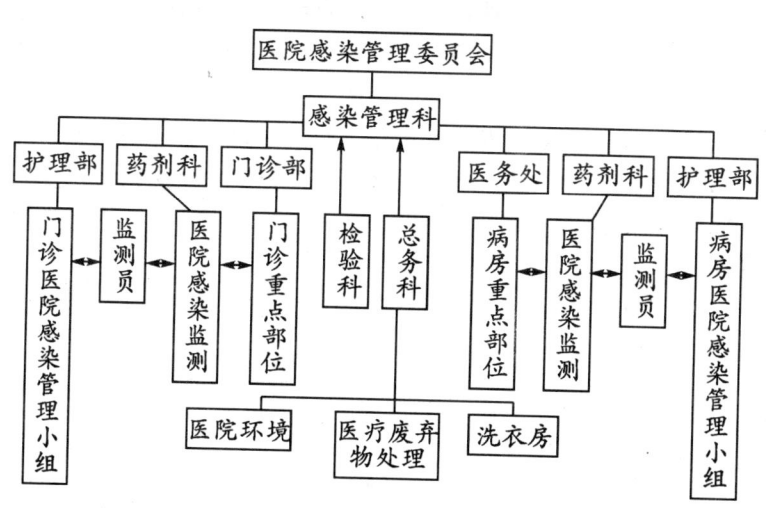

# 五、医院感染管理委员会职责

1. 制定规划、标准、制度及实施细则：医院感染管理委员会的任务和职责是根据国家《传染病防治法》、《消毒管理办法》、《医院感染管理规范》以及其他防止医院感染的有关规定，制定全院感染研究、监测控制规划、实施细则、各项卫生学标准和管理制度。这些制度有无菌操作制度、保护性隔离制度、重点区域的卫生制度、合理使用抗菌药物制度及医院感染报告制度等。

2. 搞好医院感染发病率的监测：感染管理专职人员通过监测网络系统收集、整理、分析及报告医院感染的资料，明确感染的重点区域、易感因素、主要病原菌及感染发病率，阐明其发病规律及时采取控制措施。

3. 定期召开会议，分析现状，考评效果：由各委员汇报所在部门有关医院感染管理的工作情况及存在的主要问题，共同商讨改进措施并定期由感染管理委员会专职人员考评管理效果。

4. 检查制度落实情况，提出奖惩意见：医院感染管理委员会制定的各项规章制度主要通过感染管理的专职人员与各部门委员定期检查，并根据检查结果提出奖惩意见，调动全体工作人员关心医院感染管理工作的积极性，不断完善自我约束机制。

5. 负责专业培训：通过举办不同层次的学习班或培训班，普及医院感染的专业知识，培养合格的感染管理人员。感染管理委员会要定期组织医师参加专题讲座，及时讲解感染管理的进度，针对典型的感染病例，举行病例讨论会，并结合感染疾病的流行及时提出预防及控制措施。组织对不同层次人员的消毒隔离和卫生学知识的培训。

6. 重视抗感染药物的合理应用，对抗感染药物的使用提出合理化建议。

7. 根据《综合医院建筑标准》有关卫生学及预防医院感染的要求，对扩建和新建医院提出建设性意见。

8. 医院感染管理委员会应根据医院工作的客观规律，对医院工作进行科学管理，对医院感染提出预防、监测和控制措施，提高工作效率和医疗保健质量。

## 六、医院感染管理科（专职人员）职责

1. 根据有关医院感染管理的法规、标准，拟定全院医院感染控制规划，工作计划，组织制定医院及各科室医院感染管理规章制度，院委员会审定，组织实施、监督和评价。
2. 负责全院各级各类人员预防、控制医院感染知识与技能的培训，每年1~2次，每季对监测员进行考核一次，作为年终评优成绩之一。
3. 负责医院感染发病情况的监测，定期对医院环境的卫生消毒、灭菌效果进行监督、监测。做到年有计划，月有重点。及时汇总、分析监测结果，发现问题及时与职能处室和临床科室沟通，制定控制措施，并督导实施。
4. 对医院发生的医院感染流行、暴发进行调查分析，提出控制措施，并组织实施。
5. 参与药事管理委员会关于抗感染药物应用的管理，协助拟定合理用药的规章制度，并参与监督实施。
6. 对购入消毒药械、一次性使用医疗卫生用品每半年进行审核，对其储存，使用及用后处理每季度抽查一次。
7. 与检验科、药剂科合作，每年完成论文一篇。
8. 及时向主管领导和医院感染管理委员会上报医院感染控制的动态，每季度用"医院感染通讯"的形式向全院通报。
9. 年终召开总结大会，并表彰优秀监测员。

## 七、临床科室医院感染管理小组职责

临床科室医院感染管理小组，由科主任、护士长及本科兼职监控医师、护士组成，在科主任领导下开展工作。其主要职责是：

1. 负责本科室医院感染管理的各项工作，根据科室医院感染的特点，制定管理制度，记录在监测登记本上，并组织实施。
2. 本科感染管理小组每季度要召开一次会议，汇总消毒隔离

落实情况，并有会议记录。

3. 要求监控医师对本科疑似或确诊的医院感染病例，督促经治医生积极采取临床标本及时送细菌室进行病原学检查，药敏试验及必要的检查，以明确诊断，及时治疗。

4. 医院感染散发病例24小时之内报感染管理科并由经治医生及时填写医院感染登记表，监测护士填写医院感染监测记录本，按时交感染管理科（登记表每月30日前、监测本每季度最后一个月30日前）。

5. 发现有医院感染流行趋势或感染暴发流行时，须立即向科主任及医院感染管理科汇报，积极协助专职人员调查发病原因，寻找感染源和途径，控制蔓延，采取有效控制措施，并做好记录。

6. 病房监测护士每月上、中、下旬分别监测当日病人抗菌药物使用情况，并按要求填写抗菌药物使用情况调查表。

7. 监测人员督促本科人员严格执行无菌操作技术和消毒隔离制度。

8. 监测人员组织和参加有关医院感染的培训学习，不断提高管理水平。宣传医护人员自我防护知识，预防各种传染病及锐器刺伤。如工作中发生锐器刺伤，按规定处理并做好记录。

9. 遇有突发公共卫生事件时，科室感染管理小组按全院统一规定负责科内消毒隔离措施工作的组织落实。

10. 监测人员做好卫生员、配膳员、病人及家属卫生宣教及管理，要有督检记录。

11. 监测护士每周对使用中的消毒液浓度、每半年的紫外线强度监测和每月的空气培养按规定时间进行监测并记录在监测本上，每季最后一周上交感染管理科。

12. 抗菌药物使用情况调查表、医院感染月统计表、医院感染病例登记表，监测护士每月30日前交到感染管理科。

13. 供应室负责一次性无菌物品的热源监测，并在每月3日前交到感染管理科。负责一次性物品的发放，按规定做好记录。

14. 相关科室，如检验科、医工部、总务处按医院感染管理规范所规定的职责，监测人员负责督查本科人员对各项消毒措施的落实。

15. 为预防传染性非典型肺炎反弹，感染管理小组人员要熟悉本院应急预案，掌握接触、飞沫和空气不同传播途径的隔离方法，各类传染病和医院感染的上报途径，见下图。

**疫情报告控制程序**

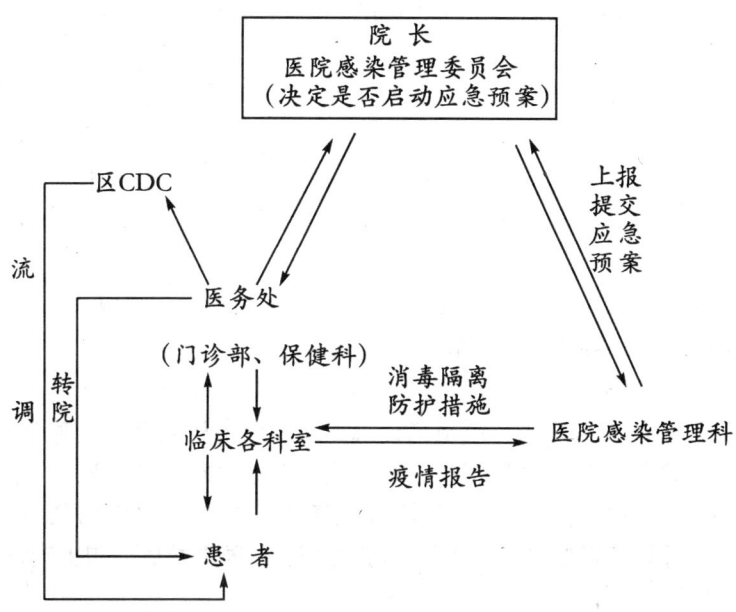

## 八、临床兼职感染管理监控医师职责

1. 随时掌握本科病人医院感染情况，发现或可疑医院感染病例，督促经治医生及时送病原学检查、药敏试验及必要的检查，以明确诊断，早期治疗，并督促其及时填写医院感染登记表，24小时之内报感染管理科。

2. 积极预防本科内因诊治不当引起的医院感染，经常督促、检查医生的无菌操作技术及消毒隔离制度执行情况。

3. 发现医院感染流行趋势或感染暴发流行时，须立即向科主任及医院感染管理科汇报，积极协助专职人员调查发病原因，寻找感染源和途径，控制蔓延，采取有效控制措施。

4. 在科主任领导下，负责监控资料的收集积累和调研工作。
5. 对本科医护人员进行预防、控制医院感染知识的培训。

## 九、临床兼职感染管理监控护士职责

1. 每日监测本科患者有无医院感染，并将感染病例登记填表，每月3日前交到感染管理科。
2. 每月做抗菌药物使用情况的调查3次，填表上报时间同第1条。
3. 对医院感染病例及感染环节进行监测，并采取有效措施，降低本科医院感染发生率，发现流行趋势及时报告感染管理科，并协助调查。
4. 发现或可疑医院感染病例，遵医嘱正确留取标本，及时送病原学检查，寻找感染源和途径，控制蔓延。
5. 对本科医护人员进行预防、控制医院感染知识的培训。
6. 督促本科室人员严格执行无菌操作技术和消毒隔离制度。
7. 做好卫生员、配膳员、病人及家属卫生宣教及管理。
8. 每半年对紫外线、每月对空气、每周对使用中的消毒液、按规定时间进行监测，并登记在监测本上，每季最后一周上交感染管理科。
9. 供应室负责一次性无菌物品的热源监测，并在每月3日前交到感染管理科。
10. 其他科室，如检验科、医工部、总务处（污水、污物、洗衣房）按医院感染管理规范执行。

## 十、临床医务人员医院感染管理职责

医务人员在医院感染管理中应履行下列职责：
1. 严格执行无菌技术操作规程等医院感染管理的各项规章制度。
2. 掌握抗感染药物临床合理应用的原则，做到合理使用。
3. 掌握医院感染诊断标准。

4. 发现医院感染病例，及时送病原学检验及药敏试验，查找感染源、感染途径，控制蔓延，积极治疗病人，如实填表报告；发现有医院感染流行趋势时，及时报告感染管理科，并协助调查。发现法定传染病，按《传染病防治法》的规定报告。

5. 参加预防、控制医院感染知识的培训。

6. 积极配合感染管理科进行各种医院感染的常规监测和调查。

7. 掌握自我防护知识，正确进行各项技术操作，预防锐器刺伤。

## 十一、医务管理部门医院感染管理职责

1. 协助组织医师和医技部门人员预防、控制医院感染知识的培训。

2. 监督、指导医师和医技人员严格执行无菌技术操作规程、抗感染药物合理应用、一次性医疗用品的管理等有关医院感染管理的制度。

3. 发生医院感染流行或暴发趋势时，统筹协调感染科组织相关科室、部门开展感染调查与控制的工作，根据需要进行医师人力调配，组织对病人的治疗和善后处理。

## 十二、护理管理部门医院感染管理职责

1. 协助组织全院护理人员预防、控制医院感染知识的培训。

2. 监督、指导护理人员严格执行无菌技术操作、消毒、灭菌与隔离、一次性使用医疗用品的管理等有关医院感染管理的规章制度。

3. 发生医院感染流行或暴发趋势时，根据需要进行护士人力调配。

## 十三、总务后勤部门医院感染管理职责

1. 负责组织医院废弃物的收集、运送及无害化处理工作。

2. 负责组织污水的处理、排放工作，应符合国家"污水排放标准"要求。

3. 监督医院营养室的卫生管理工作，符合《中华人民共和国食品卫生法》要求。

4. 对洗衣房的工作进行监督管理，符合医院感染管理要求。

## 十四、药剂科医院感染管理职责

1. 负责本院抗感染药物的应用管理，定期总结、分析和通报应用情况。

2. 及时为临床提供抗感染药物信息。

3. 督促临床人员严格执行抗感染药物应用的管理制度和应用原则。

## 十五、检验科医院感染管理职责

1. 负责医院感染常规微生物学的监测。

2. 开展医院感染病原微生物的培养、分离鉴定、药敏试验及特殊病原体的耐药性监测，定期总结、分析，向有关部门反馈，并向全院公布。

3. 发生医院感染流行或暴发时，承担相关检测工作。

## 十六、临床微生物实验室在医院感染管理中的职责

1. 病原菌的监测

（1）检测标本：临床各科室送检的标本，包括病人感染部位标本、消毒剂、消毒各种插管的采样标本、环境消毒如空气采样标本（特别是手术室、换药室、治疗室、制剂室、母婴同室、透析室、ICU病房等）以及医生的手部消毒后的标本等进行细菌、真菌的分离培养。

（2）检测的病原体：各种细菌、真菌。特别是注意监测国内外

研究热点的病原菌，如 MRSA、VISA/VRSA、VRE、HLAR、PRP、ESBLs 菌株等产酶菌株。

2. 发现医院感染流行菌株及时报告医院感染管理科和相关科室。

3. 及时报告传染性强的细菌，如 O2 菌、结核杆菌（TB 菌）、伤寒沙门菌等，以便及时采取措施，防止其蔓延。

4. 参加医院感染病例讨论。

5. 定期报告常见细菌的耐药性，以利临床治疗选药（每季度一次）。

## 十七、抗菌药物临床应用监测小组职责

为促进临床合理使用抗菌药物，控制医院感染发病率，根据《医院感染管理规范》的要求特成立抗菌药物临床应用监测小组。

1. 每季度搜集、汇总临床抗菌药物的使用情况，结合医院感染、细菌培养、药敏等检测情况，讨论医院抗菌药物在临床应用上存在的问题，为临床医师合理使用抗菌药物提供建设性意见。

2. 每季度末召开会议，并写出书面报告，经有关专家阅改后，利用《医院感染管理通讯》向全院反馈。

## 十八、医疗废物回收工作范围和职责

1. 重点科室污染物的回收工作，由总务处回收员负责统一回收至污物贮存地，污染物的保存、清理和卫生工作有专人负责。

2. 回收范围：

（1）病房楼：指各病房的换药室和中心手术室等。

（2）医技楼：包括病房化验室、生化室、细菌室、血气室、胃镜室、导管室等。

（3）门诊楼：包括血液室、血清室、抽血室、临床化验室、急诊化验室、换药室、门诊手术室等。

（4）妇科楼。

（5）肝炎门诊。

(6) 肠道门诊。

(7) 儿科楼。

(8) 发热门诊。

3. 要求：

(1) 上午完成病房楼回收任务。

(2) 下午完成全部回收任务。

上述范围的污染物要求每日回收，不得拖拉、脱岗和隔夜滞留。

4. 回收的污物要做到密闭运送，不得遗洒、暴露和污染周围环境。

5. 注意个人防护，上岗要着装整齐，佩戴胸卡，操作时要戴口罩、胶皮手套。工作前后应及时清洗和消毒双手。

6. 污物贮存地应每日消毒、清理、搞好卫生，每周一次大扫除清洁卫生，室内外应保持干净整洁。各种污物密闭存放，冰箱和室内地面及四壁不能有血迹、污垢和污物残留。

7. 定期对贮存地进行喷药和消毒，防止蚊蝇滋生，杀灭蟑螂和老鼠。

8. 违反以上规定和原则要根据影响大小，扣责任人20元～200元的经济处罚，情节严重的要予以开除并进行相应处罚。

# 第二部分 医院感染管理制度

## 一、医院感染控制制度

### (一) 医院感染的预防

1. 健全的管理机构（医院感染管理委员会、感染管理科、科室感染管理小组）。
2. 健全各级感染管理人员职责。
3. 完善医院感染管理的规章制度。
4. 压力蒸汽灭菌柜除进行化学检测外，每月进行生物监测一次（干烤箱只做生物监测），发现质量问题及时检修并复查灭菌效果。
5. 消毒药械、一次性无菌医疗用品的进货、使用及用后处理必须严格遵守《消毒管理办法》和有关的规章制度。
6. 使用中的消毒剂，如含氯消毒液，每日进行检测（试纸）；灭菌剂如戊二醛每周检测（试纸）并做生物监测，每月一次。
7. 手术室、产房、导管室、透析室、母婴室、新生儿室、骨髓移植室、ICU室、供应室的无菌室及治疗室、换药室等重点部门对其空气、物体表面、医护人员手每月做检测。
8. 感染管理科对消毒药械、一次性无菌医疗用品及卫生用品的进货证件、储存、使用情况及一次性无菌医疗用品用后的处理，消毒效果和环境等进行监督、检查。
9. 合理应用抗菌药，临床监测医师、护士每月对本科用药情况进行监测，药剂科、感染管理科有计划地进行调查、分析并提出建议。
10. 感染管理科监测医院感染情况并进行专题研究，提出改进措施。

11. 医护人员必须严格遵守无菌操作技术和消毒隔离制度，并作好自身防护。

**（二）控制措施**

1. 各科监测医护人员必须执行医院感染监测、报告制度。
2. 医院发生感染流行或暴发，感染管理科应于 24 小时内报告主管院长，并通报相关部门。
3. 经调查证实出现医院感染流行时，医院应于 24 小时内报告当地卫生行政部门。
4. 临床科室必须及时查找原因，协助调查，对感染病人进行隔离并采取相应消毒措施，切断感染途径。
5. 确诊为传染病的医院感染病例，按《传染病防治法》有关规定进行管理和报告。
6. 感染管理科必须及时进行流行病学调查处理，证实流行或暴发，计算罹患率，查找感染源，查找引起感染的原因，制定、组织落实的控制措施及分析调查资料，写出调查报告。
7. 调查报告及时报主管院长，以便进一步采取措施。
8. 其他医院发生医院感染流行或暴发时，应对本院同类潜在危险因素进行调查并采取相应措施。

## 二、医院感染监测报告制度

1. 科室发生医院感染散发病例应 24 小时之内报感染管理科。
2. 科室监测护士每月 30 日前将抗感染药物使用情况自查表、月报表、医院感染登记表交感染管理科，监测本每季度交感染管理科检查。
3. 临床医护人员发现有医院感染流行趋势或感染暴发流行时，立即向科主任报告及 24 小时内向感染管理科汇报，积极调查发病原因，寻找感染源和途径，控制蔓延，采取有效控制措施。
4. 感染管理科每月汇总分析送相关处室。
5. 有医院感染流行趋势或感染暴发流行时，感染管理科人员深入临床调查分析，采取有效控制措施，减少或杜绝感染的蔓延。

同时报主管院长,通报有关职能处室和区监督所及疾控中心。

## 三、医院感染管理培训制度

### (一) 目 的

1. 有效地预防医院感染,保障病人和医护人员健康。
2. 提高医护人员预防意识。
3. 更新有关预防医院感染的知识。

### (二) 培训人员

1. 全院医护人员,重点为全院监测医生、护士。
2. 新毕业大学生、中专生及其他人员的岗前培训。

### (三) 培训时间(次)

1. 监测员每年1~2次。
2. 医护人员及其他人员每年1次。

### (四) 培训内容

1. 有关卫生部门的法规、制度。
2. 医院消毒隔离制度及医院感染的诊断标准。
3. 医院感染与抗菌药物的合理应用。
4. 微生物与医院感染。
5. 有关的新业务、新知识。
6. 正确洗手、采样方法和注意事项。
7. 预防医院感染的重要性。
8. 监测中的问题与注意事项。
9. 参加各种学会和疾病控制中心举办的业务培训。
10. 医疗废弃物的管理。

### (五) 培训方法

1. 请有关专家讲课。

2. 研讨会。
3. 试卷问答。
4. 举办学习班，由感染管理科成员进行讲课。
5. 利用医院感染通讯，将一些新知识和其他医院的经验介绍给医护人员。

## 四、消毒药械的管理制度

1. 医院感染管理委员会负责对全院使用的消毒灭菌药械进行监督管理。
2. 感染管理科具体负责全院消毒剂、消毒器械的购入、储存和使用并进行对其监督、检查和指导，对存在的问题及时汇报医院感染管理委员会。
3. 感染管理科负责对消毒产品的临床实验监测，根据临床需要写出书面报告，向院长提出申请使用。
4. 药剂科负责消毒剂成分的测定及质量把关。
5. 感染管理科负责检查消毒剂、消毒器械的证件是否齐全及有效期。
6. 药剂科、医工部应根据临床需要和医院感染管理委员会对消毒剂、消毒药械的审定意见进行采购，查验必要证件，监督进货产品的质量，并按有关要求登记。
7. 医院自配消毒药剂，应严格按照无菌技术操作程序和所需浓度准确配制，并按要求登记配制浓度、配制日期、有效期等，以备查验。感染管理科每半年抽查一次。
8. 使用部门应准确掌握消毒灭菌药械的使用范围、方法、注意事项；掌握消毒灭菌药剂的使用浓度、配制方法、更换时间、影响消毒灭菌效果的因素等，发现问题，及时报告医院感染管理科及有关科室，予以解决。感染管理科每季检查一次。

# 五、一次性无菌医疗用品管理制度

## （一）采购与保管

1. 医院采购一次性无菌医疗用品，必须具备有效"三证"，定期检查，防止过期。
2. 一次性无菌医疗用品统一由医工部采购，使用科室不得自行购入。医工部每次购货必须按采购制度执行，严把质量关。
3. 医工部、供应室应有专人负责，出、入库按要求详细登记。
4. 无菌物品应放于阴凉干燥、通风良好的货架上，距地面≥20cm，距墙壁＞5cm；不得将包装破损、失效、霉变的产品下发。

## （二）监测与处理

1. 供应室负责每一批一次性注射用品的热源监测，并详细记录。每月报感染管理科，发现质量问题立即报感染管理科和医工部并封存。
2. 临床科室使用前应检查小包装有无破损、失效、产品有无不洁等，并负责废弃注射用品及密闭输液器的毁形。
3. 供应室负责一次性注射用品的保管、发放。做好相应登记，保存收据。
4. 其他废弃的一次性医疗用品，放置密闭黄色塑料袋内，管理组指派专人回收、保管，送卫生局指定厂家回收、焚烧。管理组保存收据并进行监督。

## （三）管理与监督

1. 一次性医疗用品，禁止复用。
2. 感染管理科负责检查一次性医疗用品使用情况。
3. 护理部负责监督供应室的消毒质量。

## 六、医院职工预防医院感染的防护制度

### （一）原　则

认定病人的血液、体液、分泌物、排泄物均具有传染性，不论是否有明显的血迹污染或是否接触非完整的皮肤与黏膜，接触上述物质者，必须采取防护措施。

### （二）措　施

1. 职工的自身防护

（1）医护人员诊治、护理病人时衣帽整齐，为保证无菌或防止交叉感染必须戴口罩。

（2）为防止血液、污染液体等可能造成交叉感染，操作时必须按程序使用防护用具，如：口罩、手套、防护镜、隔离衣等。

（3）搬运救护外伤出血病人时除戴口罩、手套外还应穿防水隔离衣。

（4）使用热力灭菌器、化学消毒剂、紫外线灯时应注意防护，以免造成烧伤、灼伤等。

（5）疑有特殊细菌、病毒感染者必须按有关传染病法进行隔离、防护、转院、运送、消毒。

（6）医护人员操作前后必须洗手或消毒。

（7）垃圾回收人员必须戴口罩、帽子和胶皮手套，穿隔离服，回收物品后和下班前要注意消毒清洁双手、沐浴。

2. 接种疫苗的规定

（1）凡是新来医院的医、护、技人员，必须检测肝功及乙肝五项，化验结果全部阴性者应持化验结果到预防保健科接种乙肝疫苗。

（2）已接种过乙肝疫苗的职工，于接种后第 5 年复查 HBsAg，滴度低于 10 者持化验单到预防保健科接种乙肝疫苗。

（3）为从事医疗废物收集、运送、贮存、处置等工作人员和管理人员，配备必要的防护用品，定期进行健康检查；必要时对有关

人员进行免疫接种，防止其健康受到损害。

3. 预防感染的紧急处理措施

（1）职工在手术、注射中不慎接触澳抗阳性病人血清后应立即采取抗感染措施：

①局部消毒处理；②24小时内注射乙肝高效免疫球蛋白一支（400U），3～4周再加强注射一支（400U）。③未接种过乙肝疫苗者由科室报医务处，经批准后在6小时内接种乙肝疫苗。

（2）职工在工作中不慎外伤，应立即转相关科室进行伤口处理并注射破伤风抗毒素一支（1500U）。

（3）医院职工如在医院公共食堂就餐后发生呕吐、腹痛、腹泻等消化道症状，应立即转肠道门诊诊治；如群体发生消化道症状，应查明原因，切断传播途径。

（4）职工如出现发热（T 38℃以上）、头痛、咳嗽、咳痰、胸痛等呼吸道症状，应检查血常规、胸片或透视，如不能确诊需转呼吸科或感染科进一步明确诊断。

如群体发病应采取隔离、消毒措施，切断感染途径，及时分离病原体以明确诊断，有利治疗。

（5）实验室专职负责HIV检测人员，每半年检查一次HIV血清抗体，发现HIV阳性立即报医务处并请区疾控中心来院确认，必要时转传染病医院诊治。

（6）诊为传染病者按《传染病防治法》管理、上报。

4. 放射人员健康管理

（1）凡新参加放射工作人员应到指定单位工作前体检、备案。

（2）放射人员应严格遵守国家有关休假制度，每年1个月。

（3）怀孕妇女应脱离原放射性辐射岗位，至产后4～6个月。

（4）放射工作人需佩戴放射监测笔，不得遗失。每3个月更换一次，所测数据应留档备案。

（5）全院放射人员每年进行一次相应项目的体检，体检结果报北京市放射防护所，预防保健科备案。

（6）若本院放射人员受到核辐射可疑患有放射性疾病，可疑人员应立即脱离原工作岗位，并同时报请北京市放射防护所来院鉴定，按放射防护所意见处理。

## 七、医疗废物管理制度

### (一) 依据和目的

为落实《中华人民共和国传染病防治法》和《医疗废物管理条例》,加强医院的医疗废物收集、运送、贮存的监督管理,防止医疗废物污染环境、危害人体健康,特制定本管理制度。

### (二) 适用范围

本管理制度适用于所有临床与辅助科室的医疗废物管理工作。

### (三) 医疗废物定义

医疗废物是指医疗卫生机构在医疗、预防、保健以及其他相关活动中产生的具有直接或者间接感染性、毒性以及其他危害性的废物。

本管理制度所指的医疗废物包括:

1. 肝炎门诊、肠道门诊以及根据疫情临时设置的诊疗区所产生的包括生活垃圾在内的所有废物(不包括污泥、污水和放射性废物)。

2. 医院其他部门在诊疗活动产生的具有直接或者间接感染性、毒性以及其他危害性的废物(不包括污泥、污水和放射性废物)。

国家有关部门"医疗废物名录"公布后按国家规定执行。

### (四) 医疗废物管理组织和职责

成立医疗废物管理工作组,由院长担任组长,医务处、门诊部、护理部、总务处和感染管理科参加。

1. 医务处负责有关医疗废物各项规章制度的制定,医务处和门诊部共同负责技术指导、全员培训、人员防护等有关工作的监督检查工作。

2. 医院感染管理科负责各项相关制度落实的日常监督、技术指导及全员培训。

3. 医务处、门诊部和护理部负责监督、指导各有关科室医疗废物的分类收集、包装、记录工作。

4. 总务处负责医疗废物的运送、贮存及贮存设施日常管理工作。

### （五）医疗废物的分类

1. 各临床与辅助科室应按照本制度规定的医疗废物的定义，严格区分生活垃圾及医疗废物。

2. 严禁将医疗废物与生活垃圾混放，医疗废物暂存在科室的非公共场所，如治疗室、换药室及污物间等处。

3. 生活垃圾存放到黑色包装袋中。非利器类医疗废物存放在黄色包装袋中；利器（硬物）类医疗废物存放到指定的防渗漏的密闭容器中，并在容器外部粘贴医疗废物标识和警示标志。严禁使用没有医疗废物标识的包装容器。

4. 对污染力较强或具有传染性的医疗废物，应事先消毒并用双层包装袋。

5. 盛放非利器类医疗废物的黄色包装袋使用前须进行检查，外部应粘贴标签，标明部门名称和产生日期。

6. 使用中发现盛放医疗废物的容器有破损、渗漏等情况应立即更换并做相应的消毒处理。不得将破损的医疗废物包装容器作为普通生活垃圾遗弃，破损后的包装容器应与医疗废物一同处置。

7. 各临床与辅助科室设专人负责监督医疗废物的管理工作，并报感染管理科备案。

### （六）医疗废物的收集与运送

1. 总务处指定专人负责收集与运送医疗废物。按照规定时间和路线到各科室收集医疗废物。

2. 收集运送人员将利器类医疗废物放入利器收集盒，利器收集盒使用前须进行检查。

3. 收集运送人员清点黄色包装袋和利器收集盒的数量，检查包装袋完好和密封性，确认包装容器没有超量盛装（不得超过包装袋封装线或包装袋容量的3/4）后进行封装，与科室负责人员交接,并在《医疗废物收集运送登记本》上记录。

4. 收集运送人员在收集、运送或搬动中发现容器密封不严或破损等情况,应立即重新封装并做相应的消毒处理。

5. 收集运送人员应将密封包装后的利器收集盒和包装袋放入周转箱,不得仅使用包装袋运送。拒绝收集没有密封包装的医疗废物。

6. 收集运送工具使用后应立即消毒,保持清洁。

**(七)医疗废物的贮存**

1. 总务处应按照北京市环境保护局和北京市卫生局《关于印发〈北京市医疗废物贮存污染防治管理规定〉的通知》(京环保固管字(2003)175号)的要求,建设符合标准的医疗废物贮存设施。同时,按照北京市环境保护局《关于危险废物贮存场所建设达标及设置警示标志的通知》(京环保固管字〔2003〕271号)要求,设置危险废物警示标志。

2. 严禁在贮存设施以外堆放医疗废物。医疗废物贮存时间不得超过2天;冷冻贮存时间不得超过7天。

3. 总务处委派专人管理贮存设施,对收集运送来的医疗废物容器进行清点与检查,在《医疗废物贮存登记本》上记录,并进行交班。每天对贮存设施和设备进行消毒1~2次。

**(八)医疗废物的外运**

1. 医疗废物委托给有北京市环境保护局"危险废物经营许可资质"的单位处置,签订委托协议书,承担处置费用。

2. 医院支付的医疗废物处置费用,按照价格主管部门制定的具体收费标准纳入医疗成本。

3. 医院与处置单位交接、转运医疗废物时,应填写《医疗废物交接记录表》,记录医疗废物容器数量、重量、外运日期等信息,双方签字,该表格一式两份,双方各执一份,医院总务处保存原件,复印一份转交感染管理科,记录保存3年。

### （九）人员培训

感染管理科负责对从事医疗废物收集、贮存、运送、管理等工作人员和有关的管理人员进行相关法律法规和专业技术、安全防护以及应急处理等知识的培训，培训合格后方可上岗，每年培训1次。

### （十）人员防护

1. 总务处对从事医疗废物收集、运送、贮存、管理等工作人员必须做好必要的防护。
2. 使用后的防护物品（包括手套、口罩等）不得随意丢弃，应与医疗废物一同处置。
3. 感染管理科负责制定具体的安全防护措施和进行日常防护的技术指导，在所在地区疾病预防控制部门的指导下进行环境消毒、疾病预防工作。
4. 总务处每年对上述人员进行体检一次。

### （十一）监督检查

1. 医务处、门诊部、护理部与感染管理科负责医疗废物管理工作的监督检查工作。由感染管理科进行日常性监督工作；医疗废物管理工作组的医务处、门诊部、护理部、总务处和感染管理科的成员每季度进行一次联合医疗废物管理工作检查。
2. 在日常监督和定期检查后，对医疗废物管理工作不合格的部门出具整改意见，限期整改，并罚款500元。
3. 发生医疗废物污染事故时，发现部门应立即上报感染管理科，感染管理科按照应急处置方案及时采取消除污染和影响的措施，同时向主管院长、区环卫局、卫生局、疾病预防控制部门报告。

### （十二）应急处理

1. 如发生医疗废弃物泄漏污染时，应及时报告相关科室，感染管理科对疫源地指导消毒处理，被污染人员由相关部门进行必要的医学观察。

2. 如医疗废弃物泄漏造成的事故，应及时向主管领导、相关职能处室报告。及时向辖区环保、卫生、疾病预防控制部门报告。同时对疫源地和相关被污染人员进行处理；在上级指导下对环境和有关人员进行监测。

**医疗废物分类目录**

| 类别 | 特征 | 常见组分或者废物名称 |
|---|---|---|
| 感染性废物 | 携带病原微生物具有引发感染性疾病传播危险的医疗废物 | 1. 被病人血液、体液、排泄物污染的物品，包括：<br>——棉球、棉签、引流棉条、纱布及其他各种敷料<br>——一次性使用卫生用品\*、一次性使用医疗用品及一次性医疗器械<br>——废弃的被服<br>——其他被病人血液、体液、排泄物污染的物品 |
| | | 2. 医疗机构收治的隔离传染病病人或者疑似传染病病人产生的生活垃圾 |
| | | 3. 病原体的培养基、标本和菌种、毒种保存液 |
| | | 4. 各种废弃的医学标本 |
| | | 5. 废弃的血液、血清 |
| | | 6. 使用后的一次性使用的医疗用品及一次性医疗器械视为感染性废物 |
| 病理性废物 | 诊疗过程中产生的人体废弃物和医学实验动物尸体等 | 1. 手术及其他诊疗过程中产生的废弃的人体组织、器官等 |
| | | 2. 医学实验动物的组织、尸体 |
| | | 3. 病理切片后废弃的人体组织、病理蜡块等 |
| 损伤性废物 | 能够刺伤或者割伤人体的废弃的医用锐器 | 1. 医用针头、缝合针 |
| | | 2. 各类医用锐器，包括：解剖刀、手术刀、备皮刀、手术锯等 |
| | | 3. 载玻片、玻璃试管、玻璃安瓿等 |

续表

| 类别 | 特　征 | 常见组分或者废物名称 |
|---|---|---|
| 药物性废物 | 过期、淘汰、变质或者被污染的废弃的药品 | 1. 废弃的一般性药品，如：抗菌药物、非处方类药品等<br>2. 废弃的细胞毒性药物和遗传毒性药物，包括：<br>——致癌性药物，如硫唑嘌呤、苯丁酸氮芥、萘氮芥、环孢霉素、环磷酰胺、苯丙胺酸氮芥、司莫司汀、三苯氧胺、硫替派等<br>——可疑致癌性药物，如：顺铂、丝裂霉素、阿霉素、苯巴比妥等<br>——免疫抑制剂<br>3. 废弃的疫苗、血液制品等 |
| 化学性废物 | 具有毒性、腐蚀性、易燃、易爆性的废弃的化学物品 | 1. 医学影像室、实验室废弃的化学试剂<br>2. 废弃的过氧乙酸、戊二醛等化学消毒剂<br>3. 废弃的汞血压计、汞温度计 |

\*一次性使用卫生用品是指使用一次后即丢弃的，与人体直接或者间接接触的，并为达到人体生理卫生或者卫生保健目的而使用的各种日常生活用品

一次性使用医疗用品是指临床用于病人检查、诊断、治疗、护理的指套、手套、吸痰管、阴道窥镜、肛镜、印模托盘、治疗巾、皮肤清洁巾、擦手巾、压舌板、臀垫等接触完整黏膜、皮肤的各类一次性使用医疗、护理用品。

一次性医疗器械指《医疗器械管理条例》及相关配套文件所规定的用于人体的一次性仪器、设备、器具、材料等物品。

医疗卫生机构废弃的麻醉、精神、放射性、毒性等药品及其相关的废物的管理，依照有关法律、行政法规和国家有关规定、标准执行。

# 八、临床科室感染管理监控手册使用制度

为了使科室感染管理规范化、标准化，我们特制作了《科室感染管理监控手册》，内容包括：感染管理小组工作职责、科室感染管理小组名单、年度工作计划、季度会议记录、医院感染病例登记、抗菌药物使用登记、使用中的消毒液监测记录、紫外线、空气

监测记录，锐器伤害记录。要求各科室做到：

1. 各项内容填写齐全、字迹清晰。
2. 每季度末交感染管理科，由感染管理科工作人员检查并盖章。
3.《科室感染管理监控手册》是科室感染管理评价的主要依据之一，应认真执行。

**附：科室感染管理监控手册内容及参考样表**

1. 临床科室医院感染管理小组职责；
2. 科室感染管理小组名单包括：科主任、护士长、监测医生、监测护士；
3. 科室感染管理年度计划；
4. 医院感染病例登记表：

| 感染日期 | 患者姓名 | 住院号 | 入院诊断 | 感染部位 | 病原体 |
|---|---|---|---|---|---|
|  |  |  |  |  |  |
|  |  |  |  |  |  |
|  |  |  |  |  |  |

5. 抗菌药物使用登记表：

例1：

| 项目<br>月份 | 时间 | 一联 | 二联 | 三联 | 备注 |
|---|---|---|---|---|---|
| 一月 | 上旬<br>中旬<br>下旬 |  |  |  |  |

### 6.消毒液浓度自测记录表：

例2：

| 项目<br>月份 | 时间 | 泡手、<br>扫床布等<br>250mg/L | | 湿化瓶、药杯、<br>器械等<br>500mg/L | | 注射器、<br>澳抗（＋）用物<br>1000mg/L | |
|---|---|---|---|---|---|---|---|
| 一月 | 第一周 | | | | | | |
| | 第二周 | | | | | | |
| | 第三周 | | | | | | |
| | 第四周 | | | | | | |

### 7.紫外线监测检查表：

例3：

| 项目 | 累积登记本、酒精擦拭/周、起始日期 | | | |
|---|---|---|---|---|
| 月份 | 第一周 | 第二周 | 第三周 | 第四周 |
| 一月 | | | | |
| | | | | |
| | | | | |
| | | | | |

### 8.紫外线强度测试（$\mu W/cm^2$）：

例4：

| 时间 | 监测房间 | 灯管根数 | 结果 |
|---|---|---|---|
| 上半年 | | | |
| 下半年 | | | |

### 9.空气监测：

例5：

| 月份 | 监测房间 | 平皿数 | 结果 |
|---|---|---|---|
| 一月 | | | |
| | | | |

10. 感染管理小组每季度会议记录：包括时间，参加人，内容。

11. 锐器刺伤记录表：

例6：

| 日期 | 时间 | 部位 | 锐器名称 | 采取措施 |
|------|------|------|----------|----------|
|      |      |      |          |          |
|      |      |      |          |          |
|      |      |      |          |          |
|      |      |      |          |          |
|      |      |      |          |          |

# 九、医务人员职业防护制度

## （一）标准预防

认定病人的血液、体液、分泌物、排泄物均具有传染性，不论是否有明显的血迹污染或是否接触非完整的皮肤与黏膜，接触上述物质者，必须采取防护措施。其基本特点为：

1. 既要防止血源性疾病的传播，也要防止非血源性疾病的传播；

2. 强调双向防护，既防止疾病从病人传至医务人员，又防止疾病从医务人员传至病人；

3. 根据疾病的主要传播途径，采取相应的隔离措施，包括接触隔离、空气隔离和微粒隔离。

## （二）标准预防的措施

1. 洗手　接触病人的血液、体液、分泌物、排泄物及其污染物品时，不论其是否戴手套，都必须洗手；遇有下述情况必须立即洗手：①摘除手套后；②接触病人前后；③可能污染环境或传染其他人时。

2. 戴手套　接触病人的上述物质及其污染物品时，接触病人黏膜和非完整皮肤前均应戴手套；对同一病人既接触清洁部位，又接触污染部位时应更换手套。

3. 上述物质有可能发生喷溅时，应戴眼罩、口罩，并穿防护衣，以防止医护人员皮肤、黏膜和衣服的污染。

4. 被上述物质污染的医疗用品和仪器设备应及时处理，重复使用的医疗仪器设备用于下一病人前应进行清洁和适当消毒。

5. 污染的床单及时处理，防止接触病人的皮肤与黏膜，以防污染衣物及微生物传播。

6. 锐利器具和针头应小心处理，以防刺伤。

7. 医护人员进行各项医疗操作、清洁及环境表面消毒时，应严格遵守各项操作规程。

8. 污染环境或不能保持环境卫生的病人应隔离。

### （三）医护人员的防护要求

1. 基本防护：

防护对象：在医疗机构中从事诊疗活动的所有医、护、技人员。

着装要求：工作服、工作帽、医用口罩、工作鞋。

2. 加强防护：

防护对象：进行体液或可疑污染物操作的医护人员；传染病流行期的发热门诊的工作人员；SARS病区的工作人员；转运疑似或临床诊断传染病的医护人员和司机。

着装要求：在基本防护的基础上，可按危险程度使用以下防护用品；

隔离衣：进入传染病区时；

防护镜：有体液或其他污染物喷溅的操作时；

外科口罩：进入传染病区时；

手套：操作人员皮肤破损或接触体液或破损皮肤黏膜的操作时；

面罩：有可能被病人的体液喷溅时；

鞋套：进入传染病区时。

3. 严密防护：

防护对象：进行有创操作，如给SARS病人进行气管插管、切开吸痰等操作和做传染病尸解的医务人员。

要求：在加强防护的基础上，应使用面罩。

## 十、医院感染管理奖惩制度

为了加强医院感染管理，落实《医院感染管理规范》、《消毒技术规范》、《消毒管理办法》及《传染病防治法》的相关规定，经医院感染管理委员会讨论，医院感染考核、奖惩办法如下。

**（一）考核项目**

1. 科室全年医院感染漏报率＜20%，新发生的医院感染病例24小时之内报感染管理科。

2. 科室全年一类切口手术部位感染率＜0.5%，每月报统计室。

3. 科室感染率＜各科考核标准。

4. 科室监测护士每月30日前报病房抗菌药物使用情况统计表、月报表、医院感染病例登记表，监测本每季度交感染管理科，监测项目要齐全。

5. 科室医院感染管理小组每月召开一次会议，研究消毒隔离、医院感染、抗菌药物使用情况等，要求有措施和记录。

6. 医院和上级检查不能出现原则疏漏。

7. 严格执行四个法规及医院相关制度。

**（二）奖　励**

1. 科室医院感染管理小组工作认真，各项医院感染控制措施到位，无医院感染漏报、抗菌药物应用基本合理，奖励500元～1000元。

2. 重大检查中受到表扬的科室，经医院感染管理委员会讨论后奖励500元。

3. 科室监测护士全年工作认真，按要求填写，准时报感染管理科，奖励100元～200元。

**（三）罚　则**

1. 科室全年漏报率＞20%或抗菌药物应用不合理，每项扣罚科室奖金200元。

2. 科室医院感染管理小组不能发挥监、控、管作用,造成科室出现医院感染暴发流行隐患又未及时采取有效措施,造成医院感染流行(趋势),经医院感染管理委员会讨论后酌情扣罚科室奖金500~1000元。

3. 接受重大检查发现问题并给医院造成不良影响的科室和个人,经医院感染管理委员会讨论后酌情扣罚。

4. 医院感染专职人员监督管理过程中发现有违反法规者,酌情扣罚科室或个人奖金。

## 十一、感染管理监测医生、护士年终评比标准(试行)

1. 医院感染月统计表、医院感染病例登记表:做到每月30日前交感染管理科。12分(每月晚交1次扣1分)

2. 病房抗菌药物使用情况调查表:做到每月上、中、下旬监测并记录,每月30日前交感染管理科。12分(每月晚交1次扣1分)

3. 消毒液使用浓度每周有监测,记录清楚。5分

4. 空气培养每月监测并有记录。5分

5. 紫外线强度每半年监测1次并有记录。5分

6. 认真填写医院感染登记本。5分

7. 坚持医院感染病例报告制度,感染病例零报告制度。5分

8. 医院感染病例24小时内报感染管理科,同时填写医院感染表,填写认真。5分

9. 感染率%<质量考核标准。10分

10. 漏报病例例数(每漏报1例扣1分)。12分

11. 抗菌药物使用率<50%或明显下降。10分

12. 每季度检查优秀(100分)5分,余类减。

13. 医院感染培训及会议出勤率(缺勤1次扣2分)。9分

参考加分:

1. 撰写有关医院感染的论文。

2. 上级检查突出。

# 第三部分 重点部门、科室医院感染控制制度

## 一、门诊医院感染控制制度

### (一) 诊室的一般消毒制度

1. 工作人员要求

(1) 工作人员上岗衣帽整齐，给病人检查及操作前后应洗手或用消毒毛巾擦拭。

(2) 普通病人和特殊感染病人分室就诊，医护人员接触传染病病人后应更换诊查床套，物体表面用 500～1000mg/L 有效氯的含氯消毒剂溶液消毒，医护人员手可用快速手消毒剂，或用 250～500mg/L 有效氯的含氯消毒剂溶液浸泡，流动水冲洗。

(3) 无菌操作应戴口罩，严格执行无菌操作技术和规程，做到一人一针、一巾、一带。

2. 清洁处理与空气消毒

(1) 坚持每日的卫生清洁和月大扫除制度，诊前 10 分钟开窗通风，保持诊室、换药室、治疗室的清洁整齐。

(2) 每周擦拭诊查床，更换床套（脚套）、枕套。

(3) 治疗室、换药室每日紫外线照射 1 小时（记录灯管启用时间和累计时间），酒精纱布擦拭紫外线灯管，保持无尘，每月空气培养一次并有记录。

3. 非一次性管道的消毒

(1) 非一次性胃管、吸痰管、导尿管、肛管用后分别放在消毒液内浸泡，再刷洗、晾干，表面涂少量滑石粉，置密闭消毒盒内，送供应室灭菌后备用。

(2) 雾化吸入器专人使用后，必须经消毒（螺旋管、面罩、雾

化罐各关节拆开,用消毒液浸泡后再用清水冲洗干净、晾干备用)方能用于他人。

4. 一次性物品的消毒

一次性注射器、针头、输液器、输液瓶、弯盘、吸氧管、胃管、导尿管、气管插管、引流管、窥器等,用后医院统一回收焚烧处理。

5. 各种瓶类消毒

(1) 氧气湿化瓶每周一、四用消毒液浸泡后,再用清水冲洗、晾干、备用。正在应用的湿化瓶每日更换蒸馏水,吸氧管专用,用毕重新消毒。

(2) 电动吸引器、胃肠减压器、洗胃机容器里的内容物满后随时倒,做到每日刷洗。用毕先用消毒液浸泡消毒,再清洗干净备用。

(3) 密闭引流瓶用后浸泡在消毒液内消毒,再刷洗干净、用双层包布包裹,送供应室灭菌。

6. 器械、敷料的消毒

(1) 不锈钢换药盘(碗)、镊子用后浸泡在消毒液内消毒,再刷洗干净、擦干(镊子用油纱布擦拭)、包好送供应室高压灭菌。

(2) 经灭菌的各种敷料桶(纱布、棉球)、无菌包,开封后的有效时间为 24 小时,并注明开封时间。

(3) 无菌持物钳干式保存,每 4 小时更换 1 次,并注明起用日期和时间。

### (二) 专科特殊消毒制度

1. 接诊室

(1) 每日用消毒液擦拭桌面、椅面、车和沙发。

(2) 体温计用 75% 酒精浸泡消毒;指甲刀用 75% 酒精擦拭消毒。

(3) 病人入院前检查衣服、头发是否清洁、沐浴、更衣,头虱病人用 30% 百步草酒灭虱,体虱病人的污染衣裤由家属带回,煮沸灭虱。

2. 妇产科

（1）病人用后的检查床垫和漏斗每日用消毒液擦拭一次。检查病人均用一次性纸垫、手套和窥器。

（2）检查阴道出血病人医生需戴无菌手套，外阴用1‰新洁尔灭棉球消毒后方可内诊。

（3）显微镜玻片用毕及时浸泡在消毒液内，每周一、四更换消毒液。

（4）窥器用毕，放消毒液内浸泡消毒后放黄色塑料袋内专人回收处理。

3. 中医科

针灸针一次性使用，做到一人一穴一针，用后统一回收焚烧。

4. 眼科

有流行性结膜炎时设专病诊室，医护人员操作前后必须用消毒液浸泡双手。眼压计用后必须消毒，方能用于他人。

5. 急诊室、门诊治疗室及门诊其他专科的消毒同上述有关条例。

## 二、急诊科医院感染控制制度

1. 医护人员必须严格执行各项消毒隔离措施，无菌操作前衣帽整齐，戴口罩并洗手。

2. 医护人员如有特殊感染不得进入治疗室或进行无菌操作。

3. 进入人体组织或无菌器官的医疗器械必须灭菌，注射器、输液器应一人一针一管，用后按要求统一回收处理。

4. 凡疑为特殊感染敷料、废弃物及一次性无菌手套、棉签等医用垃圾应装入黄色塑料袋内封闭，医院统一焚烧处理。

5. 治疗室每日紫外线照射消毒1小时并登记；每月空气培养一次（菌落应<500cfu/m$^3$）墩布专用并有标志，每日擦拭地面两次；冰箱每周除霜一次，不得存放私人物品。

6. 治疗车上层为清洁区，下层为污染区，止血带每人1根，用后用含有效氯250mg/L的消毒剂溶液浸泡消毒，晾干备用。

7. 地面及床头桌做到湿式擦拭，并做到湿式扫床，一桌一巾，一床一巾，用后用含有效氯500mg/L的消毒剂溶液浸泡消毒；墩布做到四固定并有明显标记，清洗后悬挂放置。

8. 安尔碘及 0.1% 新洁尔灭开启后注明日期及时间，有效期为一周。

9. 无菌物品与有菌物品应分开放置，并有明显标志及日期，有效期为夏季（5月1日～9月30日）一周，冬季（10月1日～4月30日）两周，开启的无菌包有效期为 24 小时，已抽取的药液有效期为 2 小时。

10. 医护人员应了解消毒剂的性能及作用，有效浓度及作用时间，配制方法，使用中的消毒液应保持有效浓度，定期更换及检测。

11. 呼吸机管路应专人专用，使用中的管路定期更换，终末送环氧乙烷灭菌。

12. 雾化药杯及口服药杯做到一用一消毒，用毕应用含有效氯 500mg/L 的消毒剂溶液浸泡消毒，清洗后擦干备用。

13. 氧气管专用，使用中的氧气湿化瓶每日更换蒸馏水，每周消毒两次，用毕用含有效氯 500mg/L 的消毒剂溶液浸泡消毒后干燥保存。

14. 体温表做到一用一消毒，用 75% 酒精浸泡消毒并隔日更换酒精一次。

15. 血压计及听诊器每周用 75% 酒精擦拭一次，袖带每周用含有效氯 500mg/L 的消毒剂溶液浸泡消毒，清洗后晾干备用。如被血液及体液污染应随时消毒清洗。

16. 床单位终末消毒：

（1）紫外线照射消毒床垫及被褥并铺清洁被单备用。

（2）清理床头桌及壁柜，并用含有效氯 500mg/L 的消毒剂溶液擦拭床头桌、床档及壁柜。

（3）各种仪器用 75% 酒精擦拭并使其保持备用状态。

（4）氧气湿化瓶用含有效氯 500mg/L 的消毒剂溶液浸泡消毒后干燥保存。

## 三、治疗室、注射室医院感染控制制度

1. 操作前医护人员的准备

（1）操作前衣帽整齐，戴口罩、洗手，严格执行各项无菌操作规程。

（2）进行无菌操作前后要洗手，或用浸有消毒液的毛巾擦拭双手，方能进行下一项操作。

（3）医护人员发生特殊感染不得进入治疗室。

2. 清洁处理

（1）坚持每日清洁制度，定时通风，确保室内物品（包括污物桶）清洁干净。

（2）操作前后用浸有消毒液的抹布擦拭桌面、台面、治疗车和治疗盘等。

（3）治疗室的墩布专用并有明显标志，地面每日用浸有消毒液的墩布至少擦拭2次。

（4）每日紫外线消毒一次，照射时间为一小时，并有记录。

（5）每月大扫除一次，每月进行空气培养一次，菌落计数〈500cfu/$m^3$〉。

（6）治疗室护士负责冰箱每周清洁除霜一次，药用冰箱不得放置私人物品。

（7）静脉注射止血带做到一人一带，用后消毒液浸泡消毒。

3. 无菌的措施

（1）无菌、有菌物品分开放置，无菌物品有标志及消毒日期。

（2）治疗室护士每日清点并检查无菌物品（包括一次性物品有无过期）的有效期，夏季为一周（5月1日至9月30日），冬季为两周（10月1日至4月30日），过期物品需重新消毒方能使用。

（3）无菌敷料桶（纱布、棉球）开封后有效期为24小时。

（4）注射、治疗时，应铺无菌盘，盘内的治疗巾每4小时更换一次，抽取的药液不得超过2小时。

（5）开启的无菌溶液须在4小时内使用，各种溶酶不得超过24小时，并注明启用时间。

(6) 注射采用一人一针一管,用后医院统一回收焚烧处理。
(7) 治疗车物品摆放：上层为清洁区；下层为污染区。
(8) 碘酒、酒精瓶,一次性物品的消毒同病房消毒隔离制度 [(四)、(五)]。

## 四、换药室医院感染控制制度

1. 无菌换药室
(1) 换药室的清洁、一般物品及室内消毒制度同治疗室。
(2) 器械使用后先用消毒液浸泡,再刷洗、擦干送供应室高压消毒。
(3) 每日整理、刷洗各种器械、弯盘、保持室内清洁整齐。
(4) 其他同《病房消毒隔离制度》。
2. 有菌换药室
(1) 换药室的清洁、一般物品及室内消毒制度同治疗室。
(2) 器械使用后的消毒方法同无菌换药室。
(3) 特殊伤口（如气性坏疽、破伤风等）所用器械、敷料固定专用,器械用毕浸泡在消毒液内消毒后,再刷洗、擦干,送供应室双蒸高压消毒。
(4) 一切废弃敷料放在密封黄色塑料袋内焚烧处理。
3. 每月大扫除,并做空气培养。

## 五、普通病房医院感染控制制度

### (一) 空气消毒

1. 清洁处理
(1) 日常打扫卫生保持清洁（病室、浴室地面每日各擦 2 次,走廊擦 4 次,厕所打扫 4 次,床头柜、床栏、窗台各擦一次,纸篓满后随时倒）。每月卫生大扫除一次,包括玻璃、墙壁、吊灯及点滴架等。
(2) 病房采用湿式清扫如湿式拖把、湿毛巾、湿扫帚套,以保持空气清洁。

（3）普通病房每日开窗通风上下午各一次，每次30分钟。

（4）特殊感染患者出院或死亡后，封闭病房，行终末消毒，空气用熏蒸或喷雾消毒或紫外线照射1小时（一般出院病人只需紫外线照射）。

2. 紫外线消毒灯

（1）病房治疗室、换药室采用紫外线消毒，每10～15平方米面积安装30W紫外线灯管1支，距离地面2.5米，灯管表面无尘，并标明灯管使用的起始时间。

（2）紫外线灯照射强度每半年监测一次，不低于 $70\mu W/cm^2$。照射时间、累计照射时间要有登记并签名。

### （二）一般物品消毒

1. 病室、治疗室、配膳室、厕所墩布专用，并有明显标记，清洗后分开放置，悬挂晾干。如擦拭血迹、呕吐物、排泄物等用消毒液浸泡，清洗，悬挂晾干。

2. 抹布一桌一巾，扫帚套一床一个，用消毒液浸泡，洗涤后备用。

3. 病人出院后，行终末消毒，床、床头柜、凳子用消毒液擦拭，被褥用紫外线照射1小时，特殊感染被服放黄色塑料袋内，集中焚烧，或使用一次性用品。

4. 脸盆、便器用后消毒，提倡一次性容器，固定使用。

5. 餐具用后消毒。

6. 病室暖瓶每周擦洗两次，以保持清洁光亮，瓶塞煮沸消毒。床边隔离病人暖瓶专用，终末进行消毒处理。

7. 体温表用75%酒精浸泡30分钟消毒，擦干后备用。床边隔离病人体温表专用。

8. 各种监护仪或血压计的袖带每周清洗一次，特殊污染随时清洁消毒。

### （三）非一次性管道的消毒

1. 非一次性胃管、吸痰管、导尿管、肛管用后分别放在消毒液内浸泡,再刷洗、晾干,表面涂少量滑石粉,置密闭搪瓷盒内,送供应室灭菌后备用。

2. 雾化吸入器专人使用后,必须经消毒(螺旋管、面罩、雾化罐各关节拆开,用消毒液浸泡后再用清水冲洗干净、晾干备用)方能用于他人。

**(四) 一次性物品的消毒**

一次性注射器、针头、输液器、输液瓶、弯盘、吸氧管、胃管、导尿管、气管插管、引流管、窥器等,用后医院统一回收处理。

**(五) 各种瓶类消毒**

1. 碘酒、酒精瓶每周一、四消毒,方法:消毒液浸泡后,再用0.9%生理盐水冲洗干净;或用包布包裹后,送供应室灭菌;小包装的安尔碘开封后有效期一周。

2. 氧气湿化瓶每周一、四用消毒液浸泡后,再用清水冲洗、晾干、备用。正在应用的湿化瓶每日更换蒸馏水,吸氧管专用,用毕重新消毒。

3. 药杯、药瓶用消毒液浸泡,再用清水冲洗干净,擦干备用。

4. 电动吸引器、胃肠减压器、洗胃机容器里的内容物满后随时倒,做到每日刷洗。用毕先用消毒液浸泡,再清洗干净备用。

5. 密闭引流瓶用后浸泡在消毒液内消毒,再刷洗干净、用双层包布包裹送供应室灭菌。

**(六) 器械、敷料的消毒**

1. 不锈钢换药盆(碗)、镊子用后浸泡在消毒液内消毒,再刷洗干净、擦干(镊子用油纱布擦拭)、包好送供应室高压灭菌。

2. 剪刀盒每周一、四更换,刷洗干净、包好送供应室高压灭菌。

3. 经灭菌的各种敷料桶(纱布、棉球)、无菌包,开封后的有效时间为24小时,并注明开封时间。

4. 无菌持物钳干式保存,每4小时更换一次,并注明起始日期和时间。

### (七) 床边消毒隔离制度

1. 床头要有隔离标记（黄色布条）。
2. 操作完毕，用消毒液浸泡双手。
3. 餐具、药杯用后放消毒液中浸泡后再刷洗，搪瓷类放电子消毒柜再次消毒。
4. 病人接触过的器械，用消毒液浸泡后，再送供应室处理或高压灭菌。
5. 血压表、听诊器、体温表要单独使用，用后消毒处理。
6. 手术病人需通知手术室，以采取隔离措施。
7. 废弃污物放黄色塑料袋，统一回收焚烧处理。

### (八) 隔离病房制度（除床边隔离制度外）

1. 病房门把手每日用含有效氯 1000mg/L 的消毒剂溶液擦拭2次。
2. 进入隔离室，穿隔离衣、戴手套、外科口罩和一次性脚套。
3. 便器专用，排泄物用5%来苏（1∶1）、搅拌浸泡，放置2小时后倒入下水道。
4. 凡乙肝病人血液、分泌物污染的器械、墩布，用含氯消毒液浸泡后再清洗。
5. 病人出院后，行终末密闭消毒。严密隔离病人用过的被服应焚烧处理。
6. 废弃污物放入黄色塑料袋，统一回收焚烧处理。

### (九) 生物监测

监护室、母婴室、新生儿病房、骨髓移植病房、治疗室、换药室等每月做空气培养。定期监测物体表面及医护人员手。

## 六、重症监护病房医院感染控制制度

ICU的消毒隔离除病房消毒隔离制度外还应遵守以下规定：

1. 布局合理，分治疗室（区）和监护区。治疗室（区）内应设流动水洗手设施，监护区每床使用面积不少于 $9.5m^2$。

2. 每天进行空气消毒或配备空气净化装置。

3. 病人的安置应感染病人与非感染病人分开，特殊感染病人单独安置。诊疗护理活动应采取相应的隔离措施，控制交叉感染。

4. 工作人员进入 ICU 要穿专用工作服、换鞋、戴帽子、口罩、洗手，患有感染性疾病者不得进入。

5. 严格执行无菌技术操作规程，认真洗手或消毒，必要时戴手套。

6. 注意病人各种留置管路的观察、局部护理与消毒，加强医院感染监测。

7. 加强抗感染药物应用的管理，防止病人发生菌群失调；加强细菌耐药性监测。

8. 加强急救设备的管理与消毒，保证各急救物品的完好，防止交叉感染。

9. 严格探视制度，限制探视人数；探视者应更衣、换鞋、戴帽子、口罩，与病人接触前要洗手。

10. 对特殊感染或高度耐药菌感染的病人，严格消毒隔离措施。

11. ICU 或 CCU 室的空气、物品、工作人员手每月做生物监测一次，化验单贴在监测本上，如：心内科、急诊科、感染科、脑外科等。

## 七、高危新生儿室医院感染控制制度

1. 对工作人员的要求

（1）工作人员入室要求衣帽整齐，更换拖鞋。非本室人员不得随意进入。

（2）工作人员如患上呼吸道感染应戴口罩，如患肠炎、痢疾、肝炎或皮肤感染应调离新生儿室，防止交叉感染。

（3）工作人员进行各项操作前后洗手，并用消毒液浸泡双手。

2. 清洁处理与空气消毒

（1）坚持每日清洁制度，定时开窗通风，保持桌面、窗台、地面等处的清洁整齐，每周大扫除、紫外线灯照射消毒一次。

（2）婴儿出院后更换垫子套、床围、被套、枕套，用消毒液擦拭小床。

（3）空气培养每月一次，并监测物体表面和医护人员手（操作前后）。

3. 物品消毒与隔离

（1）凡院外分娩新生儿，未消毒接生的不得进入母婴同室与高危新生儿室。

（2）产妇为澳抗阳性，新生儿进入高危室进行床旁隔离，洗澡护理使用单独操作台。

（3）早产暖箱每周更换后用含有效氯 500mg/L 的消毒剂溶液擦拭、通风、紫外线照射消毒，水槽更换新水，槽内的海绵消毒后复用。暖箱停用时，海绵干式保存。

（4）婴儿粉、眼药水、臀油单独使用，一婴一份。

（5）婴儿盛奶器、小匙用后清洗干净，压力蒸汽灭菌或煮沸消毒。

（6）其他消毒隔离制度同病房和治疗室。

## 八、产房医院感染控制制度

1. 清洁消毒制度

（1）工作人员入产房衣帽整齐，换拖鞋。

（2）工作人员入分娩室，必须穿手术衣裤，戴一次性口罩、帽子。严格遵守各项无菌操作规程。

（3）产房分洁净区（分娩室）、清洁区（待产室、内走廊）、污染区（外走廊）。无菌物与有菌物分开放置，并有明显标志。

（4）产妇宫口开全，入产房分娩，需穿医院衣裤，并换入室拖鞋。

（5）坚持每日的清洁制度，分娩室每日拖地两次（晨、下午），每晨通风 30 分钟，保持空气新鲜、清洁、无血迹。上、下午紫外线照射各一小时，并有记录。

（6）每周五大扫除，用肥皂水和消毒液刷洗地面、墙面、产床及其他物品，空调保持无尘，紫外线消毒空气。

（7）每月对空气、手、消毒物品、灭菌柜监测一次，并有记录。

（8）病人用过的便器清洗后，用含有效氯1000mg/L的消毒剂溶液浸泡消毒，消毒液每日更换。

（9）拖鞋每周、墩布每次用后用含有效氯500mg/L的消毒剂溶液浸泡消毒后，冲洗、晾干、备用。

2. 医疗用品的消毒及无菌技术

（1）羊膜镜、导管使用前需用金星消毒液浸泡30分钟后，再用无菌生理盐水冲洗3遍即可用。

（2）手刷用后清洗干净并晾干，送供应室环氧乙烷灭菌。

（3）各种无菌包内必须放指示卡，包外贴3M胶带，并注明灭菌时间（5月1日至9月30日为1周，10月1日至4月30日为2周），每日检查，严防过期。

（4）无菌产包打开30分钟未用，需重新更换。无菌敷料桶一经开封，24小时内有效。

（5）无菌持物钳干式保存，4小时更换一次。夹取无菌物必须用无菌持物钳，禁止跨越无菌区。

（6）婴儿脐带结扎线（气门芯）需压力蒸汽灭菌。

（7）器械盒、酒精和碘酒瓶、氧气湿化瓶每周一、四更换，重新洗刷、消毒。湿化瓶干式保存。

（8）一次性医疗用品用后，医院统一回收焚烧处理。

3. 隔离分娩室

（1）肝功能异常或患各种性病的产妇在隔离分娩室分娩，各种污染器械用含有效氯1000mg/L的消毒剂溶液浸泡后再刷洗、灭菌。

（2）各种注射用品、敷料及其他废弃物放黄色塑料袋内，密封、标记，统一焚烧。

（3）分娩后用含有效氯500mg/L的消毒剂溶液擦拭地面、产床等污染物品，紫外线照射2小时。

## 九、手术室医院感染控制制度

1. 工作人员

(1) 严格控制手术室内人员数量,私人物品一概不得进入洁净区。面部、颈部、手部有感染者不得进入手术室。上呼吸道感染者,如必须进入手术室时,应戴双层口罩。

(2) 凡进入手术室人员,必须更换手术衣裤、鞋、帽、戴口罩,头发、内衣领及袖边、裤边不得外露;外出必须穿外出衣、鞋。手术完毕,衣裤、鞋等须放到指定地点。

(3) 手术室一切物品概不外借,防止发生院内交叉感染或丢失。

(4) 手术室人员必须严格执行无菌操作技术。

2. 清洁与消毒

(1) 手术室严格划分洁净区、清洁区、污染区,墩布及一切卫生用品要分开使用,并有明显标志。

(2) 每周彻底清洗手术间一次。室内物品全部用含有效氯 250mg/L 的消毒剂溶液擦拭;紫外线灯管用酒精纱布擦拭;非层流手术间空气可用 3% 过氧化氢喷洒或紫外线照射 1 小时。

(3) 每日用含有效氯 250mg/L 的消毒剂溶液擦拭器械车、升降台、麻醉桌、无影灯、窗台等。保持地面、桌面、墙壁及手术间各种物品清洁,无尘,无血迹。非层流手术间每日照射紫外线 2 次,每次 1 小时。

(4) 手术完毕,及时打扫手术间桌面、地面,物品用含有效氯 250mg/L 的消毒剂溶液擦拭,并行紫外线消毒。

(5) 每月对高压消毒柜、空气、手、手刷等物品进行生物监测一次,发现问题及时采取措施,再次复查。

(6) 无菌与有菌物品分开放置。无菌物品专室或专柜保存,并有明显灭菌标记及灭菌日期。无菌物品一经开封不得超过 24 小时。干式无菌持物钳有效时间为 4 小时,并注明开封时间。

(7) 手术间使用原则为先做无菌手术,后做污染手术,特殊感染手术应在专用手术间进行。手术开始后,各手术台的一切物品不得交叉使用。

（8）手术台上的各种物品必须一用一灭菌（压力蒸汽或环氧乙烷），使用前必须经两人核查灭菌日期和灭菌标志。

（9）手术室平车内外不得交叉使用。

（10）凡污染敷料、废弃组织等应放在黄色防漏塑料袋内，集中焚烧处理。

3. 特殊感染手术终末消毒措施

特殊感染患者手术，各科室应提前与手术室联系，并在手术通知单上注明感染名称，以便合理安排手术。处理原则：严密隔离，选用敏感的消毒液；先行预消毒，后清洗、灭菌，必要时行双灭菌。

（1）澳抗阳性手术处理

①手术间挂隔离标志，专用消毒物品及浸泡桶，门口备隔离鞋套。

②严禁参观手术。

③手术人员要穿手术鞋套（必要时穿一次性手术衣，戴双层手套），不得随意出入手术间，室内外设两名巡回护士，所需物品均由室外护士传递。

④术后处理

·被服和布类敷料：放入黄色塑料袋中，扎紧袋口、标记，送洗衣房处理。

·器械：用含有效氯 500mg/L 的消毒剂溶液浸泡后，再常规处理。

·吸引器瓶：含有效氯 1000mg/L 的消毒剂溶液浸泡后清洗。

·一次性物品及废弃物品，放黄色塑料袋内、标记，焚烧处理。

·手术间地面、桌椅、器械台、手术床等用消毒液擦拭，紫外线照射 60 分钟，3％过氧化氢喷洒房间。

（2）特殊感染（绿脓杆菌、破伤风杆菌、炭疽杆菌）和气性坏疽等病人手术的处理

①同澳抗阳性手术处理①～④

②手术应在其他手术完毕后开始，并关闭中心空调。

③手术前将非本手术用物移至室外，术毕房间消毒密闭 12 小

时后方可开放，进一步处理。

其他术后处理同④。

# 十、透析室医院感染控制制度

1. 工作人员要求

（1）工作人员上岗衣帽整齐、换拖鞋，无菌操作时必须戴口罩、操作前后应洗手。

（2）严格执行各项无菌操作原则和操作规程，保护病人的血管，防止交叉感染。

（3）非本室人员因工作需要进入透析室者，需套鞋套。

（4）本室不收澳抗阳性患者透析，对透析病人定期复查澳抗，阳性者立即联系转院。

（5）急诊病人无澳抗化验结果，又需透析者，均采用一次性透析用品，不再复用。

2. 透析器材的消毒

（1）凡在本室透析患者，透析器、管路专人使用，标记姓名。

（2）使用后的透析器、管路一律用0.3％过氧乙酸或其他无毒消毒液灌注消毒，并放低温柜内保存。

（3）消毒液浓度的监测工作，专人负责并有记录。

（4）废弃的透析用品一律用0.3％过氧乙酸浸泡消毒60分钟后统一送供应室处理。

（5）机器在透析结束后每日用3％次氯酸钠消毒。

（6）技术员负责水处理容器和管道的消毒工作，每月用福尔马林彻底消毒，并做水培养，保存原始记录。

3. 室内清洁卫生、空气和其他物品的消毒

（1）每日坚持室内的清洁制度，保持清洁、整齐、空气新鲜，无蚊、蝇、老鼠和蟑螂。每月大扫除一次。

（2）无菌物品和非无菌物品分开放置，每日检查一次，防止过期，5月1日至9月30日有效期为一周。其他时间为两周。

（3）透析间每日用紫外线消毒一小时，每月做空气培养一次，并有记录。

(4) 无菌持物钳干式保存，4小时更换一次。清洗后送供应室消毒。

(5) 碘酒、酒精瓶每周更换2次（小包装安尔碘开封后有效期一周），也可采用浸泡消毒法，同普通病房医院感染控制制度（五）。

(6) 氧气湿化瓶消毒同普通病房医院感染控制制度（五）。

(7) 废弃的一次性注射用品，医院统一回收焚烧处理。

4. 血液透析系统监测

标本采集：单通道透析系统——采集点为透析液进口和出口，疑有透析液污染应增加采样点，如原水口、软化水出口和逆渗透水出口及透析液配液出口。每月监测一次。透析液进水口细菌总数＜200cfu/ml，离开透析器的透析液细菌总数＜2000cfu/ml。

# 十一、供应室医院感染控制制度

1. 一般消毒隔离制度

(1) 工作人员上岗衣帽整齐，进入无菌室和监测室要更换拖鞋，严格遵守各项操作规程和消毒隔离制度，周围环境无污染源。

(2) 供应室分为生活区和工作区，工作区又分为无菌、清洁、污染区。区域间应有实际屏障，路线及人流、物流由污到洁，强制通过，不得逆行。

(3) 各室桌面、地面每日用消毒液擦拭，每月大扫除一次，保持各室的清洁整齐。

(4) 凡回收的弯盘、镊子、引流瓶、导尿管等均再用消毒液浸泡后刷洗、擦干、消毒。

(5) 供应室对各科带有标记的特殊感染（如绿脓杆菌、破伤风杆菌）和气性坏疽病人用过的物品均采用双蒸高压灭菌法。

(6) 供应室无菌送货车与回收车分开，并有明显标记，用后消毒液擦拭。

(7) 各种包布一用一洗一更换，保证无缺损。

2. 消毒柜消毒效果的监测

(1) 每日晨对所用灭菌锅作BD试验，监测灭菌锅的压力、温度，BD包内指示卡和包外指示带均匀一致变色视灭菌锅运转正常。

(2) 所有灭菌锅每月进行生物监测一次，无菌生长证明灭菌锅合格。

　　(3) 消毒员随时检查灭菌锅运转情况，每锅有记录，确保消毒灭菌效果。

　　(4) 高压灭菌与环氧乙烷灭菌物分开放置，以免错放灭菌锅。

　　3．一次性注射用品的监测。

　　(1) 供货厂家三证必须齐全，即国家生产许可证、省级以上卫生许可证、北京卫生局注册证以及北京防疫站消毒合格证。新产品必须经护理部和医工部批准、小批量试用，方可进货。

　　(2) 每批号注射用品抽样5％进行细菌培养、热原和微粒检测，符合国家标准方能发货。

　　(3) 无菌物专室、专柜放置。

　　(4) 一次性无菌物存放于阴凉干燥、通风良好的物架上，距地面≥20cm，距墙≥5cm

　　4．无菌室检测

　　(1) 无菌室地面、桌面、柜内每日用消毒液擦拭。

　　(2) 无菌室每日（监测室操作前）紫外线照射1小时，每月空气培养一次，记录完整。

　　(3) 无菌室护士严格复查灭菌效果、有效时间，证明无误方可下发。

## 十二、口腔科医院感染控制制度

　　1．工作人员上岗衣帽整齐，操作前后必须洗手。

　　2．医生操作时应戴一次性手套及防护镜，严格执行无菌操作技术规程。

　　3．口腔器械盘（镊子、口镜、探针）、注射器、口杯、手套、吸托器均为一次性使用，用后浸泡、毁形，统一回收处理。

　　4．手机头、超声洁治头一人一用一消毒，清洁、干燥、塑封后高压蒸汽灭菌。

　　5．钻针、拔髓针、洗髓针、根管锉等，一人一机一消毒。（预消毒→超声清洗→环氧乙烷或高压蒸汽灭菌）。

6. 口内器械（充填器、针柄、成形夹）、口外器械（剪子、拔牙钳、凿子、挺子）、修复用托盘等均采用含有效氯 500mg/L 的消毒剂溶液消毒→清洗→干烤箱 180℃恒温消毒 1 小时。

7. 方纱、棉球、缝合针等敷料采用高压蒸汽灭菌。

8. 无菌镊子罐采用干式保存，每 4 小时更换一次，若有污染随时更换，清洗后放入烤箱内灭菌。

9. 漱口盂保持清洁，每日用含有效氯 500mg/L 的消毒剂溶液刷洗 2 次。

10. 诊室工作台面、地面等每日用含有效氯 500mg/L 的消毒剂溶液擦拭 2 次。

11. 诊室空气每日用紫外线照射消毒 1 次，每半年监测 1 次并记录。

12. 干烤箱、高压蒸汽灭菌锅每月进行生物监测 1 次。

13. 废弃敷料一律焚烧处理。

## 十三、输血科医院感染控制制度

1. 布局合理，应有清洁区、半清洁区和污染区。血液储存、发放处、成分室、采血室和输血治疗室设在清洁区，血液检验和处置室设在污染区，办公室设在半清洁区。

2. 进入输血科的血液及试剂必须有国家卫生行政部门和国家药品监督管理部门颁发的许可证。

3. 必须严格按卫生部颁布的《医疗机构临床用血管理办法（试行）》和《临床输血技术规范》规定的程序进行管理和操作。

4. 各区洁净度的要求：采集患者自体血、储存、发放血液应分室在 Ⅱ 类环境中进行，血浆置换术应在 Ⅱ 类环境中进行，并配备有相应的隔离设施。

5. 保持环境清洁，每日清洁桌面、地面、被血液污染的台面应用高效消毒剂处理。

6. 储血冰箱应专用于储存血液及血液成分，定期清洁和消毒，防止污染。每月对冰箱的内壁进行生物学监测，不得检出致病性微生物和霉菌。

7. 感染病人自体采集的血液应隔离储存，并设明显标志。

8. 工作人员上岗前应注射乙肝疫苗，定期检查乙型肝炎病毒抗体水平。接触血液必须戴手套，脱手套后洗手。发生体表污染或锐器刺伤，应及时处理。

9. 一次性使用医疗用品、废血和血液污染物必须分类收集，统一回收焚烧处理。

## 十四、胃镜室医院感染控制制度

1. 设检查区和清洁区，每天工作后用含有效氯 250mg/L 的消毒剂溶液擦拭台面及地面。

2. 每天紫外线照射 1 小时，并记录。

3. 工作人员操作时戴一次性手套，一人一用一消毒。

4. 弯盘、口垫、口杯一人一用。

5. 病人用后的胃镜要彻底冲洗消毒，每月监测培养一次。

6. 病人做检查前，必须做 HBV 检查。

7. 每周三为阳性患者检查日，用过的胃镜要严格消毒，用 2% 戊二醛浸泡 2 小时以上。

8. 消毒方法参照内镜的消毒与灭菌。

## 十五、导管室医院感染控制制度

1. 清洁制度

（1）导管室严格划分洁净区、清洁区和污染区，墩布和其他卫生用品分开应用并有明显标志，墩布洗净悬挂放置。

（2）坚持每日的清洁制度，湿式擦拭，保持手术间地面、物品、机器清洁，无尘、无血迹。

（3）手术间每日用紫外线消毒两次，每次 60 分钟并有记录（紫外线灯管的起用时间、擦拭时间和累计消毒时间），灯管照射强度半年监测一次。

（4）手术间每周大扫除一次，用皂液和消毒液刷洗地面、窗台、墙壁和暖气管道等，用含有效氯 250mg/L 的消毒剂溶液擦拭物体表面，紫外线消毒。

（5）每月进行空气、物品和工作人员手的监测。

2．工件人员要求

（1）工作人员进入手术间必须更换手术室衣裤、拖鞋、帽子和口罩，内衣、头发不得外漏。外出必须穿外出衣和鞋。

（2）手术间严格控制入室人员，家属不得入内。

（3）工作人员患上呼吸道感染如必须进入手术间时应戴双层口罩；面部、颈部和手有感染者不得进入手术间；私人用品不得放入手术间。

（4）严格执行无菌操作技术，操作时防止跨越无菌区。

（5）一次性医疗用品不得复用，产品说明书未界定一次性使用的导管应按去污、清洗和灭菌的程序进行处理。

（6）无菌物品必需经两人核对灭菌标记及有效期方能用于手术。

（7）手术间的使用原则：先做无菌手术，后做污染手术（澳抗阳性者），如同时进行两台手术，台上的一切物品不得交叉使用。

（8）手术间一切物品不外借防止交叉感染。

3．物品消毒

（1）无菌物品与非无菌物品分开放置，无菌物品应有灭菌标记及时间，手术包内放指示卡，指示卡变为黑色说明灭菌有效。每日进行检查防止过期（夏季5月1日至9月30日为一周，其他时间为两周）。

（2）无菌持物钳干式保存有效时间为4小时，过时重新更换消毒。

（3）一次性医疗用品用后放黄色垃圾袋内焚烧处理。

（4）医疗器械及引流瓶等用含有效氯500mg/L的消毒剂溶液浸泡消毒后再洗涤、灭菌。澳抗阳性者用后的物品用含有效氯1000mg/L的消毒剂溶液浸泡消毒。

（5）澳抗阳性患者手术后房间进行终末消毒。

## 十六、检验科医院感染控制制度

1. 工作人员着装整齐上岗，操作前后要洗手。
2. 严格区分工作区与生活区，每日用含有效氯250mg/L的消毒剂溶液擦拭工作台面、地面。
3. 严格执行无菌操作技术和有关操作规程。
4. 在检验完各种液体标本中均滴加消毒液数滴，10分钟后倒入下水道，各种血、尿、便等废弃物品放黄色塑料袋内，每日专人回收焚烧处理。锐器放入防渗漏容器内。
5. 用后的玻璃器皿用含有效氯1000mg/L的消毒剂溶液浸泡消毒30分钟，再用酸清洗后，蒸馏水冲洗烤干。
6. 细菌室用过的一切有菌物品均高压灭菌后再洗刷。
7. 无菌生理盐水24小时更换，试剂定期更换。
8. 工作间每天通风，用紫外线照射1小时并记录。DC、碘酒瓶、酒精瓶应保持密闭，每周更换及灭菌1~2次。
9. 化验报告单消毒后再发出。
10. 菌种、毒种按《传染病防治法》进行管理。
11. 特殊传染病检验后，应及时进行消毒，遇有场地、工作服或体表污染时，应立即处理，防止扩散，并视污染情况向上级汇报。
12. 使用合格的一次性检验用品、严防过期。

## 十七、肠道门诊医院感染控制制度

1. 工作人员与设施要求
(1) 医护人员上岗必须穿隔离衣裤、戴工作帽，穿工作鞋。
(2) 医护人员要严格遵守各项操作程序和消毒制度，以防院内交叉感染。
(3) 医护人员为病人检查或操作完毕，需用消毒液浸泡双手，再清洗。
(4) 肠道门诊严格划分清洁区、半污染区和污染区，做到四固定（人员、诊室、器械、时间固定），六分开（挂号、收费、取药、化验、候诊、厕所与他人分开）。

(5) 诊室门前放脚垫，门把手和水龙头开关裹有纱布（每日用消毒液浸湿）。

2. 物品与空气消毒

(1) 无菌持物钳（干式保存）、无菌盘4小时更换一次。

(2) 体温表用75%酒精浸泡30分钟消毒。

(3) 一次性注射用品用后按医院要求，统一回收处理。

(4) 医护人员用过的工作服，病人用过的被服、病历、化验单均放福尔马林熏箱内熏蒸2小时后取出。

(5) 每日用消毒液擦拭桌面、床头柜、椅子及床头，并喷洒地面，消灭四害。

(6) 废弃物如棉签、标本盒及污纸等焚烧。

(7) 各室每日用紫外线照射2次，时间为1小时，留观病人走后照射2小时。

3. 特殊感染病人的消毒隔离

(1) 经检查可疑"02"消化道感染病人后更换隔离衣、诊查床套（熏蒸），用消毒液擦拭污染物并喷洒地面，病人的呕吐物、排泄物用5%来苏（1∶1）浸泡2小时方可倒入下水道。

(2) 经医生、化验员、防疫站确诊为"02"的病人进行严密隔离，病人转传染病院后，诊室进行密闭消毒处理后方能使用。

(3) 每日填写传染病卡片，做到不漏报。

## 十八、肝炎门诊医院感染控制制度

1. 工作人员与设施要求

(1) 医护人员上岗必须穿隔离衣裤、戴工作帽，穿工作鞋。

(2) 医护人员要严格遵守各项操作程序和消毒隔离制度，以防院内交叉感染。

(3) 医护人员为病人检查或操作完毕需用消毒液浸泡双手再清洗。

(4) 肝炎门诊严格划分清洁区、半污染区和污染区，做到四固定（人员、诊室、器械、时间固定）、六分开（挂号、收费、取药、化验、候诊、厕所与他人分开）。

2. 清洁处理与空气消毒

（1）坚持每日的清洁制度，用含氯消毒液擦拭桌面、床头柜、椅子及床头并喷洒地面。

（2）每月进行大扫除一次，消灭蚊、蝇、蟑螂、老鼠。

（3）每日上、下午用紫外线消毒诊室、治疗室各1小时并有记录。

3. 物品消毒

（1）无菌持物钳（干式保存）、无菌盘4小时更换一次。

（2）体温表用75%酒精浸泡30分钟消毒，冰箱每周用消毒液擦拭。

（3）注射、抽血做到一人一针、一巾、一带，一次性注射用品用后医院统一回收处理。

（4）病历、化验单、挂号费、传染病卡片、血压计、听诊器均放福尔马林熏箱内熏蒸12小时，熏箱每月监测一次。

（5）废弃物如棉签、标本盒及污纸等焚烧。

（6）澳抗阳性与阴性病人分开就诊，凡黄疸病人使用的床单放入熏箱消毒后送洗衣房煮沸消毒。

## 十九、针灸科医院感染控制制度

1. 一次性针灸针在有效期内使用。
2. 一次性针灸针用后，医院统一回收焚烧处理。
3. 无菌持物钳干式保存，镊子罐、镊子每4小时更换1次，并注明起用日期和时间。
4. 医务人员每次针灸治疗后认真洗手，接触特殊传染病患者用含有效氯250mg/L的消毒剂溶液浸泡1分钟。
5. 消毒液每天现用现配。

## 二十、营养部医院感染控制制度

1. 营养食堂的配置、卫生及管理；食品与食具的卫生；对工作人员的要求，严格执行《中华人民共和国食品卫生法》。
2. 所有工作人员必须遵守营养部个人卫生制度：①做到"四勤"；②不穿工作服去厕所；③不戴戒指和耳环；④在操作间内带工作帽；⑤不在操作间内抽烟；⑥不随地吐痰；⑦每周换2次工作服。
3. 所有工作人员必须遵守营养部环境卫生制度：①做到"四定"；②空气、门把手和地面每天消毒；③操作间和过道等每天搞3次卫生，每周大搞1次卫生；④不允许非工作人员进入操作间；⑤有灭四害措施：鼠笼、纱窗和灭蟑螂药及灭蝇灯等。
4. 所有工作人员必须遵守营养部有关食品卫生的工作制度：①做到"四不"和"四隔离"；②所有不锈钢盆均用来盛制成品；③食具做到"四过关"，每天用消毒液和/或电子消毒柜消毒餐具；④当天采购，保证食品新鲜；⑤营养师尝饭合格后，饭菜才能发出。

疑似或确诊肠道传染病暴发流行时，应积极协助流行病学调查；对营养室工作人员的手、工作环境、物体表面、各种食品、餐具及环境进行微生物学监测，不得检出致病菌。同时进行彻底消毒。

## 二十一、洗衣房医院感染控制制度

1. 洗衣房按其工作流程应设污物接收间、消毒间、洗涤间、烘干间、熨干间、叠衣间、修补间、清洁衣被贮存间、发放间等。
2. 应严格划分污染区与清洁区。污染衣物未经洗涤消毒不得进入清洁通道及清洁区。
3. 不得在病房走廊清点污脏被服，应直接放置污衣袋内运送洗衣房的污物间清点。清点完毕及时清扫，定期消毒。
4. 传染性衣物或被血、体液污染的衣物应单独标记，用蓝色污衣袋运送，分机洗涤。

5. 收送被服的路线由污到洁顺行通过，不得逆行。运送车辆应洁、污分开，定期消毒。污衣袋每日洗涤。

6. 工作人员在回收污被服时，要戴口罩、戴手套，注意消毒隔离。

7. 各工作间要经常保持清洁整齐，每周大扫除一次。

8. 一般衣物，洗涤气温要达到90℃以上，洗涤30~40分钟。

9. 传染性衣物应用100℃含有效氯250~500mg/L洗涤液洗涤30~60分钟。

10. 烈性传染病衣物，应先压力蒸汽灭菌再洗涤。

11. 有明显脓、血、粪便污染衣物，应按传染性衣物洗涤消毒。

12. 产房、手术室、婴儿室、儿科被服、工作服、食堂、营养部的被服均应分机洗涤。

# 二十二、污水站医院感染控制制度

1. 污水处理人员必须经过岗前培训，正确掌握有关卫生知识及设备操作技术。

2. 处理后的污水应定期检测，每季度送区疫控中心一份。

要求：余氯：连续式消毒，每日至少监测2次，并记录。

间歇式消毒，每次排放之前监测，并记录。

总大肠菌群数：每两周至少监测一次，并记录。

3. 处理后的污水应符合国家《医院污水排放标准》。

（1）连续3次各取样500ml进行检验，不得检出肠道致病菌和结核杆菌。

（2）总大肠菌群数每升不得大于500个。

4. 采用氯化法消毒应符合

（1）综合医院污水及含肠道致病菌污水：与氯接触时间＞1小时，总余氯量4~5mg/L。

（2）含结核杆菌污水与氯接触时间＞1.5小时，总余氯量6~8mg/L。

## 二十三、医疗废物贮存地医院感染控制制度

1. 有专人负责。
2. 严格按规定的时间、地点回收焚烧物品，回收时做到不遗漏、不污染周围环境。
3. 锐器放入周转箱内密闭运送。
4. 冰箱内保持干净，不得有遗漏和血迹。
5. 每周对房间及冰箱大清洗一次。紫外线每日照射后有记录。
6. 贮存地每天用含有效氯 1000mg/L 的消毒剂溶液消毒，定期进行喷药，防止蚊蝇滋生。
7. 回收人员戴口罩、帽子和手套，注意自身防护。
8. 运送车辆要密闭，每天清洁和消毒。
9. 收据保存三年记录。

# 第四部分 医院感染管理控制考核标准

## 一、普通病房医院感染管理考核标准

|  | 项 目 | 标准分 | 扣分 | 得分 |
|---|---|---|---|---|
| 一 | 病区成立临床医院感染管理监测小组,制定工作制度,医院感染管理登记本项目填写齐全、规范 | 10 | | |
| 二 | 病房环境整洁无污迹,空气新鲜无异味。患者的安置原则为:感染病人与非感染病人分开,同类感染病人相对集中,特殊感染病人单独安置 | 10 | | |
| 三 | 工作人员掌握相关的医院感染管理、消毒隔离及防护知识(提问一人) | 10 | | |
| 四 | 治疗室、处置室、换药室清洁整齐,每月有空气培养,每日有紫外线消毒,强度每半年监测一次,有记录 | 10 | | |
| 五 | 无菌物品、消毒剂、一次性医疗用品无过期,存放符合要求。无菌物品有指示卡、包布清洁。开启的安尔碘(小瓶)使用<7天,须注明开启日期 | 5 | | |
| 六 | 一次性医疗物品用后应初步消毒处理,毁型、放入防渗漏容器内焚烧。污染品进行消毒处理 | 10 | | |
| 七 | 不在病房走廊清点被服。病人被服清洁,按要求时间换洗,污染后及时换 | 5 | | |
| 八 | 病床湿式清扫,一床一套、一桌一抹布,用后消毒 | 5 | | |
| 九 | 地面湿式清扫,拖布分开使用有标记,悬挂晾干 | 5 | | |
| 十 | 被褥、枕心、要定期更换、清洗。床垫被污染及时进行特殊处理 | 5 | | |

续表

| 项目 | 标准分 | 扣分 | 得分 |
|---|---|---|---|
| 十一 病人出院应对床单元进行终末消毒处理 | 5 | | |
| 十二 血压计、体温计有清洁消毒制度 | 5 | | |
| 十三 垃圾分类处置（医疗垃圾、生活垃圾、传染性垃圾分开） | 10 | | |
| 十四 使用中消毒液浓度符合规定标准 | 5 | | |
| 合计 | 100 | | |

## 二、血液净化室医院感染管理考核标准

| 项目 | 标准分 | 扣分 | 得分 |
|---|---|---|---|
| 一 布局合理，设普通病人血液净化区、隔离病人血液净化区。治疗室、水处理、储存室、办公室、更衣室、待诊室等分开设置 | 10 | | |
| 二 科室要建立健全合理的消毒隔离制度 | 5 | | |
| 三 对透析机定期消毒，透析器、透析管路一次性使用。定期对反渗机和供水管路进行消毒和冲洗，有记录 | 10 | | |
| 四 使用的一次性物品、浓缩液必须有卫生行政部门颁发的卫生许可证及临床使用许可证 | 5 | | |
| 五 医务人员定期体检，注意无菌操作与个人防护。工作人员上岗应更衣、换鞋、戴帽子、戴口罩，严格洗手 | 10 | | |
| 六 病人在进入血液净化前需进行肝功能检查包括乙肝、丙肝等病毒感染的检查，并定期复查 | 5 | | |
| 七 传染病患者血液净化在隔离净化区内进行，固定床位，专机透析，采取相应的隔离、消毒措施 | 10 | | |
| 八 每月对透析液进行监测，入口液细菌菌落数必须≤200cfu/ml，出口液细菌菌落数必须≤2000cfu/ml，不得检出致病菌 | 10 | | |
| 九 透析病人每日监测体温，对透析中出现发热反应的病人要找原因，送血培养并做相关检查 | 5 | | |
| 十 药物包括肝素、促红细胞生成素等应现用现配 | 5 | | |

续表

| | 项　　目 | 标准分 | 扣分 | 得分 |
|---|---|---|---|---|
| 十一 | 每日紫外线照射有累计、擦拭记录。紫外线灯管每半年监测一次有合格记录 | 5 | | |
| 十二 | 清洁区（透析治疗间、治疗室）每月有空气培养。物体表面、医务人员的手有卫生学监测，每月有记录 | 5 | | |
| 十三 | 使用中的消毒液浓度符合规定标准。无过期物品，（一次性物品、无菌物品、消毒剂） | 5 | | |
| 十四 | 拖布分室使用，有标记、悬挂晾干。垃圾分类处置（医疗垃圾、生活垃圾、传染性垃圾分开） | 10 | | |
| 合计 | | 100 | | |
| 备注 | | | | |

## 三、手术室医院感染管理考核标准

| | 项　　目 | 标准分 | 扣分 | 得分 |
|---|---|---|---|---|
| 一 | 有消毒隔离制度 | 10 | | |
| 二 | 布局合理，符合功能流程和洁污分开的原测，无菌区、清洁区、污染区标识明确，有实际屏障，严格分区管理 | 10 | | |
| 三 | 所有手术人员均应严格执行无菌操作技术规程。进入手术室时要求更衣，帽子应将头发全部遮盖，出手术室穿外出衣及换鞋。当手术衣被污染时，应及时更换 | 10 | | |
| 四 | 接送病人平车应用交换车并保持清洁，平车上铺防水防渗单，一人一换 | 5 | | |
| 五 | 麻醉导管及面罩等一人一用一消毒（或一次性）。手刷一人一用一灭菌 | 5 | | |
| 六 | 严格限制进入手术间人数，手术参观人数不能超过4人，手术间的门除物品及人员通过时均应关闭 | 10 | | |
| 七 | 灭菌包体积不超过 30cm×30cm×50cm，金属包重量不超过 7kg，敷料包重量不超过 5kg。包内放置化学指示卡，包外用化学指示胶带贴封，并注明灭菌日期。包布干净无破损 | 5 | | |

续表

| | 项　　目 | 标准分 | 扣分 | 得分 |
|---|---|---|---|---|
| 八 | 无过期物品：无菌物品、一次性医疗用品、消毒剂、指示卡 | 5 | | |
| 九 | 每月做手术间、无菌敷料室等空气培养、刷手涂抹培养、物体表面涂抹培养及灭菌物品抽检培养 | 5 | | |
| 十 | 紫外线消毒有记录（照射时间、累计时间、签名），强度每半年监测一次 | 5 | | |
| 十一 | 高压灭菌锅有工艺监测、每包有化学监测、每月有生物监测 | 5 | | |
| 十二 | 各室拖布有标记，悬挂晾干 | 5 | | |
| 十三 | 垃圾分类处置符合要求 | 5 | | |
| 十四 | 使用中的消毒液浓度符合规定标准 | 5 | | |
| 十五 | 一次性医疗用品用后初步处理、毁形（锐器放入防渗漏容器内） | 5 | | |
| 十六 | 层流手术间回风口每周清洁一次。初效过滤网每半月清洁一次，高效过滤网每1～2年更换，并有记录 | 5 | | |
| 合计 | | 100 | | |

## 四、口腔科医院感染管理考核标准

| | 项　　目 | 标准分 | 扣分 | 得分 |
|---|---|---|---|---|
| 一 | 布局合理符合功能流程，诊疗室和清洗消毒室须单独设立 | 5 | | |
| 二 | 设专用的器械清洗池或配备洗消设备。有消毒隔离制度 | 5 | | |
| 三 | 保持室内清洁，每天操作后工作台面、诊椅、诊室进行清洁消毒，每周对环境进行一次终末消毒 | 5 | | |
| 四 | 医务人员进行诊疗操作时，必须严格执行无菌操作规程，戴口罩、帽子、护目镜，医用手套一人一换，更换时洗手 | 10 | | |

续表

| | 项目 | 标准分 | 扣分 | 得分 |
|---|---|---|---|---|
| 五 | 口腔科器械接触破损黏膜、血液,穿破口腔软组织的(手机、车针、扩大针、牙钳、解剖刀、挺子、骨凿、牙周刮治器、洁牙器、根管器械、银汞充填器等)必须灭菌 | 10 | | |
| 六 | 控制照相室拍片过程的交叉污染,夹片器应一用一消毒,干燥保存备用 | 5 | | |
| 七 | 棉球、敷料等无菌物品,一经打开,使用时间为24小时,标明开启日期、时间 | 5 | | |
| 八 | 消毒锅有生物监测,每月一次,有记录 | 5 | | |
| 九 | 使用中的消毒液浓度,符合规定标准 | 5 | | |
| 十 | 各室每日紫外线消毒并有记录(起始时间、累计照射时间、擦拭记录、签名)。紫外线灯管半年监测一次,有记录 | 10 | | |
| 十一 | 空气培养每月一次,监测合格有记录 | 5 | | |
| 十二 | 麻醉药品开封后,使用时间不得超过24小时,抽出的药液保存时间不得超过2小时 | 10 | | |
| 十三 | 一次性口腔盒,用后毁型分类按医疗废物处理原则 | 5 | | |
| 十四 | 反复使用的口腔器械须先去污染,加酶浸泡、清洗、注油,然后再进行消毒和灭菌 | 10 | | |
| 十五 | 拖布分室使用,有标记,悬挂晾干。垃圾分类处置 | 5 | | |
| 合计 | | 100 | | |

## 五、母婴同室医院感染管理考核标准

| | 项目 | 标准分 | 扣分 | 得分 |
|---|---|---|---|---|
| 一 | 有消毒隔离制度 | 10 | | |
| 二 | 病室及洗浴室清洁卫生、空气新鲜定时通风,温度、湿度适宜。运婴车清洁、干燥、安全 | 5 | | |
| 三 | 产妇哺乳前应洗手、清洁乳头,母婴一方有感染性疾病时均应与其他正常母婴隔离 | 5 | | |

续表

| | 项　　目 | 标准分 | 扣分 | 得分 |
|---|---|---|---|---|
| 四 | 新生儿使用的被服、衣物、尿布和浴巾等物品必须灭菌处理 | 5 | | |
| 五 | 婴儿用眼药水、粉扑、油膏、沐浴液、浴巾、浴垫等一婴一用，拆褓与包褓应严格分台，避免交叉 | 10 | | |
| 六 | 床单位湿式清扫，一床一巾，有防水布，母婴出院后其床单位、温箱及时消毒 | 10 | | |
| 七 | 工作人员呼吸道、皮肤无感染性疾病 | 5 | | |
| 八 | 严格探视制度，探视陪住应穿清洁服装，洗手后方可接触婴儿，在感染性疾病流行期间禁止探视。每次探视结束后应开窗通风及相应清洁消毒处理 | 5 | | |
| 九 | 母婴同室、早产儿室的物体表面和医务人员手上不得检出沙门菌 | 10 | | |
| 十 | 各室每日紫外线照射累计及擦拭有记录，紫外线灯管每半年监测一次，有合格记录。每月有空气培养，物体表面涂抹培养，每月医、护、卫人员洗手涂抹培养 | 10 | | |
| 十一 | 无过期物品：无菌物品、一次性物品、消毒剂 | 5 | | |
| 十二 | 使用中的消毒液浓度符合规定标准 | 5 | | |
| 十三 | 一次性医疗用品用后初步处理、毁形，锐器放在防渗漏容器内 | 5 | | |
| 十四 | 拖布分室使用，有标记，悬挂晾干 | 5 | | |
| 十五 | 垃圾分类处置（医疗垃圾、生活垃圾、传染性垃圾分开） | 5 | | |
| 合计 | | 100 | | |
| 备注 | | | | |

## 六、产房医院感染管理考核标准

| | 项　　目 | 标准分 | 扣分 | 得分 |
|---|---|---|---|---|
| 一 | 有消毒隔离制度 | 10 | | |
| 二 | 布局合理，符合功能流程洁污分开原则，分娩区、待产区、办公区、生活区、污染区标识明确，设有更衣室，严格分区管理 | 10 | | |
| 三 | 产房空气新鲜，温度24～26℃，湿度50%～60%，环境应达到医院Ⅱ类标准（≤200cfu/$m^3$）。设隔离待产室、产房 | 5 | | |
| 四 | 医务人员进产房应严格执行无菌操作技术规程，洗手、更衣，工作人员无呼吸道感染、皮肤感染疾病 | 5 | | |
| 五 | 接送病人应用交换车，并保持清洁，平车上铺防水防渗单，一人一换 | 5 | | |
| 六 | 手刷一人一用一灭菌 | 5 | | |
| 七 | 灭菌包不超过30cm×30cm×50cm，包内放置化学指示卡，包外用化学指示（3M）胶带贴封，并注明灭菌日期。一次性无菌医疗用品除去中包装后放入无菌柜内 | 10 | | |
| 八 | 每日紫外线照射有累计、擦拭记录。紫外线灯管每半年监测一次有合格记录。每月有空气培养、刷手培养、物体表面涂抹培养 | 10 | | |
| 九 | 待产床有防水单、被服一人一用一更换。产床及待产床每人用后消毒液擦拭 | 10 | | |
| 十 | 无过期物品（灭菌物品、一次性医疗用品、药品、消毒剂、指示卡）。包布干净无破损 | 5 | | |
| 十一 | 各室拖布有标记，悬挂晾干 | 5 | | |
| 十二 | 垃圾分类处置符合要求 | 5 | | |
| 十三 | 使用中的消毒液浓度符合规定标准 | 5 | | |
| 十四 | 一次性医疗用品用后初步处理、毁形，锐器物放在防渗漏的容器内 | 5 | | |
| 十五 | 传染病人的胎盘必须放入黄袋密闭运送，无害化处理 | 5 | | |
| 合计 | | 100 | | |

## 七、内镜室医院感染管理考核标准

| | 项　　目 | 标准分 | 扣分 | 得分 |
|---|---|---|---|---|
| 一 | 有内镜室消毒隔离制度 | 5 | | |
| 二 | 室内布局合理，分清洁区、诊查区、洗涤消毒区。诊查床单每天更换，有污迹随时更换 | 5 | | |
| 三 | 内镜室工作人员必须经过医院感染相关知识的培训。（包括内镜的清洁、消毒与灭菌使用中消毒液监测） | 10 | | |
| 四 | 工作人员操作应穿戴专用工作服，防渗围裙或外衣、戴口罩、帽子、手套，一副手套只限一人使用 | 5 | | |
| 五 | 胃镜、肠镜、气管镜要分室操作，其清洁消毒工作应当分槽进行。灭菌内镜的治疗应在手术室进行 | 5 | | |
| 六 | 进行内镜诊治前需对病人做肝功三项、乙肝五项等检查 | 5 | | |
| 七 | 内镜清洗消毒符合《内镜清洗消毒技术要求》：<br>① 流动水冲洗，两头见毛刷 3 次→酶灌洗→水洗→消毒→水洗<br>②内镜及附件浸泡消毒时间不少于 20 分钟<br>③消毒液浸泡的灭菌内镜用无菌水冲洗，消毒液浸泡内镜用流动水冲洗，各腔孔冲洗干净、沥干 | 30 | | |
| 八 | 每月有内镜的生物学监测，消毒后内镜细菌总数＜20cfu/件，不能检出致病菌。灭菌后内镜无细菌生长 | 5 | | |
| 九 | 内镜室每天有紫外线消毒，每月有空气培养，物体表面涂抹培养一次，并有记录；澳抗阳性有隔离措施 | 5 | | |
| 十 | 一次性医疗用品用后初步消毒处理、毁型，锐器放入防渗漏的容器内 | 5 | | |
| 十一 | 无过期物品（无菌物品、消毒剂、一次性物品） | 5 | | |
| 十二 | 使用中消毒液浓度符合（戊二醛、含氯消毒液）标准 | 5 | | |

续表

| 项　目 | 标准分 | 扣分 | 得分 |
|---|---|---|---|
| 十三 | 各室拖布分开使用并有标记，悬挂晾干 | 5 | | |
| 十四 | 垃圾分类处置（医疗垃圾、生活垃圾、传染性垃圾） | 5 | | |
| 合计 | | 100 | | |
| 备注 | | | | |

## 八、导管室（含介入治疗）医院感染管理考核标准

| 项　目 | 标准分 | 扣分 | 得分 |
|---|---|---|---|
| 一 | 布局合理，符合功能流程和洁污分开的要求，严格划分无菌区、清洁区、污染区，区域间标志明确 | 10 | | |
| 二 | 医务人员进入导管室时要按手术室要求更衣、戴帽子、戴口罩、换鞋，严格遵守无菌操作规程 | 10 | | |
| 三 | 导管室所用一次性医疗用品必须由医院采购部门统一购入，科室不得自行购入 | 10 | | |
| 四 | 一次性导管应编号，进货与使用要有记录并相符合，严禁重复使用 | 10 | | |
| 五 | 手术器械及物品必须一用一灭菌，能压力灭菌的应避免使用化学灭菌剂浸泡灭菌，或使用一次性的医疗用品 | 10 | | |
| 六 | 手刷应一用一灭菌 | 10 | | |
| 七 | 严格限制导管室的人数；参观、见习人数不能超过4人 | 10 | | |
| 八 | 严格执行卫生消毒制度，湿式清扫，每周固定卫生日 | 5 | | |
| 九 | 一次性物品用后初步处理，毁形 | 5 | | |
| 十 | 每月有空气培养，每日照射紫外线有累计、擦拭记录。照射紫外线灯管每半年监测一次，有记录 | 5 | | |
| 十一 | 无过期物品：无菌物品、一次性物品、消毒剂等 | 10 | | |

续表

| | 项　目 | 标准分 | 扣分 | 得分 |
|---|---|---|---|---|
| 十二 | 垃圾分类处理（医疗垃圾、生活垃圾、传染性垃圾分开） | 5 | | |
| 总计 | | 100 | | |
| 备注 | | | | |

## 九、检验科医院感染管理考核标准

| | 项　目 | 标准分 | 扣分 | 得分 |
|---|---|---|---|---|
| 一 | 建立本科消毒隔离制度 | 10 分 | | |
| 二 | 布局合理，工作区与生活区分开，有清洁间、消毒间，并有标记 | 5 分 | | |
| 三 | 工作区内空气新鲜、整洁无杂物 | 5 分 | | |
| 四 | 操作台及各种物体表面、地面每日用消毒液擦拭 | 10 分 | | |
| 五 | 工作人员进入工作区穿工作服、戴工作帽，必要时穿隔离衣、戴手套、鞋套 | 5 分 | | |
| 六 | 采血应做到一人一针一管一片，对每位病人操作前应洗手或消毒 | 10 分 | | |
| 七 | 无菌物品（如棉球纱布）及容器有开启日期、时间，开启后 24 小时内使用 | 10 分 | | |
| 八 | 使用后的吸管、试管、玻片等一次性物品使用后用消毒液浸泡后再处理，锐器放入防渗漏容器内 | 10 分 | | |
| 九 | 使用中消毒液浓度符合规定标准 | 10 分 | | |
| 十 | 无过期物品：一次性物品、消毒剂、试剂等 | 10 分 | | |
| 十一 | 废弃的病原体培养基，菌、毒种保养液等，必须就地消毒灭菌，按卫生行政部门要求转运、暂存或焚烧 | 5 分 | | |
| 十二 | 菌种、毒种按《中华人民共和国传染病防治法》管理 | 5 分 | | |
| 十三 | 垃圾分类处理（生活垃圾、医疗垃圾、传染性垃圾分开） | 5 分 | | |
| 合计 | | 100 分 | | |
| 备注 | | | | |

## 十、供应室医院感染管理考核标准

| | 项　目 | 标准分 | 扣分 | 得分 |
|---|---|---|---|---|
| 一 | 布局合理，分无菌区、清洁区、污染区、生活办公区，四区划分清楚。人、物分流，区域间有实际屏障，由污到洁，强制通过，不得逆行 | 10 | | |
| 二 | 工作人员上岗要衣帽整洁，进入无菌室必须戴口罩、帽子换鞋 | 5 | | |
| 三 | 压力蒸汽灭菌、环氧乙烷灭菌必须每锅进行工艺监测、每包进行化学监测、每月进行生物监测。每日进行一次BD测试（134℃ 3.5～4分钟）均应登记备案 | 10 | | |
| 四 | 灭菌后物品应有明显的灭菌标志和日期，专室专柜存放，在有效期内使用。包布干净无破损 | 5 | | |
| 五 | 凡有传染性的污染物品，必须做到先初步消毒，后清洗再灭菌 | 10 | | |
| 六 | 对购进一次性使用无菌医疗用品，经细菌培养和热源试验阴性才能发放。物品存放符合要求（距离地面≥20cm；距离墙≥5cm） | 10 | | |
| 七 | 使用中的消毒液要达到有效浓度。符合规定标准 | 5 | | |
| 八 | 下收下送车辆洁污分开，有明显标识，每日清洗消毒，分区存放 | 5 | | |
| 九 | 拖布分室使用，有标记，悬挂晾干 | 5 | | |
| 十 | 一次性无菌医疗用品拆除外包装后方可移入无菌物品存放间 | 5 | | |
| 十一 | 各室每日紫外线消毒并有记录（起使时间、累计照射时间、擦拭记录、签名）。紫外线灯管半年监测有记录 | 5 | | |
| 十二 | 每月有空气培养、物体表面涂抹、医务人员手涂抹、灭菌物品采样培养，并对灭菌后成品包装、外观进行检查 | 10 | | |

续表

| | 项 目 | 标准分 | 扣分 | 得分 |
|---|---|---|---|---|
| 十三 | 回收一次性医疗废弃物的运送、储存按上级有关规定严格执行 | 5 | | |
| 十四 | 无过期物品（一次性物品、无菌物品、消毒剂、试剂、指示卡等） | 10 | | |
| 合计 | | 100 | | |
| 备注 | | | | |

## 十一、输血科医院感染管理考核标准

| | 项 目 | 标准分 | 扣分 | 得分 |
|---|---|---|---|---|
| 一 | 有消毒隔离制度 | 10 | | |
| 二 | 布局合理，应设清洁区、半污染区、污染区。血液储存、发放处、成分室、采血室设在清洁区，办公区设在半污染区，血液检验和处置室设在污染区 | 10 | | |
| 三 | 输血科使用的试剂必须有国家药品监督管理部门颁发的许可证，并建档登记 | 10 | | |
| 四 | 必须严格按卫生部下发的《医疗机构临床用血管理办法》和《临床输血技术规范》规定的程序进行管理和操作 | 10 | | |
| 五 | 保持环境清洁，清洁桌面、地面2次/日，被血液污染的台面应用1000mg/L有效氯消毒液处理 | 10 | | |
| 六 | 储血冰箱禁止存放其他物品，每周消毒一次，每月对冰箱内壁进行生物学监测，不得检出致病微生物和霉菌，空气培养＜8cfu/10分钟 | 5 | | |
| 七 | 工作人员接触病人的血液必须戴手套，脱手套后要按六步洗手法进行洗手 | 5 | | |
| 八 | 废弃的一次性医疗用品、废血和血液污染物必须分类收集，并进行无害化处理 | 10 | | |
| 九 | 感染病人自体采集的血液应隔离储存，并设明显标志 | 5 | | |

续表

| 项目 | | 标准分 | 扣分 | 得分 |
|---|---|---|---|---|
| 十 | 给病人采血时应做到一人一针一巾一带，每采一人须更换一副手套 | 5 | | |
| 十一 | 工作人员上岗前应注射乙肝疫苗，并建立定期体检制度 | 5 | | |
| 十二 | 清洁区各室应达到医院Ⅱ类环境标准。每月有空气培养、物体表面涂抹、医务人员手涂抹培养 | 5 | | |
| 十三 | 拖布分室使用，有标记、悬挂晾干 | 5 | | |
| 十四 | 使用中的消毒液浓度符合标准。无过期物品、一次性物品、血制品、消毒剂、试剂 | 5 | | |
| 合计 | | 100 | | |

## 十二、抗菌药物应用管理考核标准

| 项目 | | 标准分 | 扣分 | 得分 |
|---|---|---|---|---|
| 一 | 科室应合理使用抗菌药物，临床用药要力争控制在50％以下 | 10 | | |
| 二 | 检验科每年定期公布主要致病菌及药敏试验统计报告 | 10 | | |
| 三 | 药剂科定期向临床医务人员提供抗菌药物信息 | 10 | | |
| 四 | 临床医师使用抗菌药前应及时留取标本送检，结合细菌培养和药敏试验结果合理选用抗菌药物 | 10 | | |
| 五 | 护士配合医师做好各种标本的留取和送检工作 | 5 | | |
| 六 | 护士应根据各种抗菌药物的药理作用、配伍禁忌和配制要求，准确的执行医嘱，并观察病人用药后的反应 | 10 | | |
| 七 | 临床医师严格执行抗菌药物的管理规定，严格掌握联合用药和预防用药的指征 | 10 | | |
| 八 | 医师使用抗菌药物时给药方案、剂量、疗程、给药方法、时间、途径要合理 | 10 | | |
| 九 | 已明确病毒感染的一般不使用抗菌药物 | 10 | | |

续表

| | 项　目 | 标准分 | 扣分 | 得分 |
|---|---|---|---|---|
| 十 | 发热原因不明、无可疑细菌感染征象者不使用抗菌药物 | 10 | | |
| 十一 | 严格控制抗菌药的皮肤、黏膜局部用药 | 5 | | |
| 合计 | | 100 | | |
| 备注 | | | | |

## 十三、一次性使用无菌医疗用品医院感染管理考核标准

| | 项　目 | 标准分 | 扣分 | 得分 |
|---|---|---|---|---|
| 一 | 一次性无菌医疗用品必须由采购部门统一采购，使用科室不得自行购入和试用 | 10 | | |
| 二 | 医院采购一次性使用无菌医疗用品时必须验证<br>国产：有卫生行政部门颁发的生产企业卫生许可证复印件和卫生部颁发的产品备案凭证复印件<br>进口：有卫生部颁发的产品备案凭证复印件 | 10 | | |
| 三 | 建立一次性使用无菌医疗用品的采购登记账册：记录产品名称、型号、规格、数量、单价、产品批号、消毒日期、失效日期、出厂日期、卫生许可证号以及订货与到货时间、供需双方经办人签名 | 10 | | |
| 四 | 每次购置，采购部门必须进行质量验收，订货合同、发货地点及货款汇寄账号应与生产企业和经营企业相一致 | 10 | | |
| 五 | 设置一次性使用无菌医疗用品库房，建立库房管理制度和出入库房登记制度 | 10 | | |
| 六 | 物品存放阴凉干燥、通风良好的货架上，距地面≥20cm；距天花板≥50cm；距墙壁≥5cm | 10 | | |
| 七 | 科室使用一次性无菌医疗用品前，应检查小包装有无破损、失效和产品有无不洁等产品质量和安全性方面的问题 | 10 | | |

续表

| | 项　目 | 标准分 | 扣分 | 得分 |
|---|---|---|---|---|
| 八 | 使用中若发现热源反应、感染或其他异常情况时,应立即停止使用,必须及时留取标本送检,按规定详细记录,同时向采购部门、药剂科、院感染管理委员会报告并采取有效措施 | 10 | | |
| 九 | 医院发现不合格产品或质量可疑产品时应立即停止使用,并及时报告当地药品监督管理部门,不得自行退货换货处理 | 10 | | |
| 十 | 使用后的一次性无菌医疗用品必须进行消毒、毁形,锐器放入防渗漏的容器内。禁止重复使用和回流市场 | 10 | | |
| 合计 | | 100 | | |
| 备注 | | | | |

## 十四、注射室、输液室医院感染管理考核标准

| | 项　目 | 标准分 | 扣分 | 得分 |
|---|---|---|---|---|
| 一 | 有本室消毒隔离制度 | 10 | | |
| 二 | 布局合理,清洁区、污染区分区明确,标志清楚 | 5 | | |
| 三 | 医护人员进入室内衣帽整洁,严格执行无菌操作规程 | 5 | | |
| 四 | 无菌物品柜每日清洁,无菌物品按灭菌日期依次放入柜内。一次性物品去除包装分类摆放 | 10 | | |
| 五 | 注射、抽血一人一针一巾一带,每注射一人应洗手或用快速手消毒剂 | 5 | | |
| 六 | 抽出药液,启开的液体必须注明时间,>2小时不得使用,溶酶>24小时不得使用。无菌包、无菌槽有开启日期、时间,>24小时不得使用。无菌干燥镊子罐4小时一更换。开启的安尔碘(小瓶)使用<7天,须注明开启日期 | 10 | | |
| 七 | 治疗车上物品排放有序,上层为清洁区,下层为污染区,进输液室治疗车上应配有快速手消毒剂 | 5 | | |
| 八 | 感染病人与非感染病人应分室治疗。每日更换床单或输液椅罩,有污染时随时更换 | 10 | | |

续表

|  | 项 目 | 标准分 | 扣分 | 得分 |
|---|---|---|---|---|
| 九 | 各室每日紫外线照射有累计记录,每月做空气培养。紫外线灯管每半年监测一次,有合格记录 | 10 | | |
| 十 | 使用中消毒液浓度符合标准 | 5 | | |
| 十一 | 无过期物品:(无菌物品、消毒剂、一次性物品) | 10 | | |
| 十二 | 各室拖布有标记,悬挂晾干 | 5 | | |
| 十三 | 一次性物品用后初步处理,毁形 | 5 | | |
| 十四 | 垃圾分类处置(医疗垃圾、生活垃圾、传染性垃圾分开) | 5 | | |
| 合计 | | 100 | | |
| 备注 | | | | |

# 第五部分　抗菌药物与医院感染

## 一、主要抗菌药物及分类

### (一) β-内酰胺类

青霉素类和头孢菌素类的分子结构中含有β-内酰胺环。近年来又有较大发展，如硫霉素类（thiomycins）、单内酰环类（monobactams）、β-内酰酶抑制剂（β-lactamase inhibitors）、甲氧青霉素类（methoxypeniciuins）等。

**1. β-内酰胺抗菌药物的分类**

| | 化学分类 | 代表性药物 |
|---|---|---|
| **并环β-内酰胺** | | |
| 青霉烷类 | 青霉烷类 | 青霉素 |
| | 氧青霉烷类 | 克拉维酸 |
| | 青霉烷砜类 | 舒巴坦 |
| 青霉烯类 | 碳青霉烷类 | 亚胺培南 |
| 头孢菌素类 | 头孢烯类 | 头孢美唑、氟氧头孢 |
| **单环β-内酰胺** | | |
| 单环菌素类 | 单环菌酰胺 | 氨曲南 |

**2. 青霉素类的分类**

| 作用分类 | 化学分类 | 代表性药物（商品名） |
|---|---|---|
| **窄谱青霉素** | | |
| 作用于革兰阳性菌 | 苄青霉素 | 青霉素（青霉素G） |
| | 苯氧青霉素类 | 青霉素V（青霉素V钾） |
| | 异恶唑青霉素类 | 氯唑西林（邻氯青霉素） |
| 作用于革兰阴性菌 | 脒基青霉素 | 美西林（氮脒基青霉素） |
| | 甲氧基青霉素 | 替莫西林（羧噻吩甲氧青霉素） |

| 作用分类 | 化学分类 | 代表性药物（商品名） |
|---|---|---|
| **广谱青霉素** | | |
| 作用于革兰阴性菌 | 氨基青霉素 | 氨苄西林（安比西林） |
| | | 阿莫西林（羟氨苄青霉素） |
| | | 仑氨西林 |
| 作用于绿脓杆菌 | 羧基青霉素 | 羧苄西林（羧苄青霉素） |
| | | 替卡西林（羧噻吩青霉素） |
| | 磺基青霉素 | 磺苄西林（磺苄青霉素） |
| | 脲基青霉素 | 哌拉西林（氧派嗪青霉素） |
| | | 阿洛西林（阿乐新） |
| | | 美洛西林（磺唑氨苄青霉素） |
| | | 福米西林 |
| | | 匹罗西林 |
| | 氨基酸型青霉素 | 阿扑西林 |

## 3. 常用头孢菌素分类

| 分类 | 代表性药物 | 商品名 |
|---|---|---|
| 第一代 | 头孢氨苄 | 先锋霉素Ⅳ、头孢菌素Ⅳ、头孢力新 |
| | 头孢唑林 | 先锋霉素Ⅴ、头孢菌素Ⅴ CEZ |
| | 头孢拉定 | 先锋霉素Ⅵ、头孢菌素Ⅵ、CRD、头孢雷定 |
| | 头孢羟氨苄 | 赛复喜、仙逢久 |
| | 头孢噻吩 | 弘咸雷、先锋霉素Ⅰ、头孢菌素Ⅰ、头孢金素 |
| | 头孢噻啶 | 先锋霉素Ⅱ、头孢利索、头孢菌素Ⅱ |
| | 头孢匹林 | 先锋霉素Ⅷ、头孢菌素Ⅷ、头孢吡硫 |
| | 头孢乙腈 | 头孢塞曲、头孢腈甲、先锋菌素Ⅶ、先锋腈霉素 |
| | 头孢氯氟 | 头孢氟唑、三氟唑头孢菌素 |
| | 头孢曲嗪 | 头孢羟氨唑、羟氨唑头孢菌素 |
| 第二代 | 头孢呋辛 | 头孢呋肟、zinadef、CXM、西力欣、西丁欣 |
| | 头孢呋辛酯 | 呋肟头孢菌素、新菌灵、Zinnat |
| | 头孢尼西 | 铭乐希、monocid、cefonicid、cefol、cefodie |
| | 头孢孟多 | 羟苄四唑头孢菌素、mandol、CMD |
| | 头孢克洛 | 氯头孢菌素、希刻劳、头孢克罗、ceclor |
| | 头孢替安 | 头孢噻乙胺唑、pansporin、CTM |
| | 头孢雷特 | 头孢氨甲苯唑、氨甲苯唑头孢菌素 |
| 第三代 | 头孢噻肟 | claforan、CTX、凯福隆、菌必灭、治菌必妥、安塞铭 |
| | 头孢唑肟 | 益保世灵、epocelin、CZX、 |
| | 头孢甲肟 | 氨噻肟唑头孢菌素、bestall、CMX |
| | 头孢曲松 | 菌必治、rocephin、CTRX、罗氏芬、头孢三嗪 |

| 分类 | 代表性药物 | 商品名 |
|---|---|---|
| | 头孢地嗪 | CDZM、莫敌、头孢双唑、modivid |
| | 头孢他啶 | 复达欣、fortum、CAZ、复定、安塞定、泰得欣 |
| | 头孢哌酮 | 先锋必、Cefoid、CPZ、先锋哌唑酮、头孢氧哌酮 |
| | 头孢磺啶 | 头孢磺苄啶、磺吡苄头孢菌素 |
| | 头孢咪唑 | 羧咪唑头孢菌素、benilan、SPIE、ajicef |
| | 头孢匹胺 | CPM、sepatren、先福吡兰、甲吡唑头孢菌素 |
| | 头孢克肟 | 世伏素、头孢西米 |
| | 头孢地尼 | cefzon |
| | 头孢他美酯 | 头孢特兴酯 |
| 第四代 | 头孢匹罗 | HR-810、CPR、头孢匹隆 |
| | 头孢吡肟 | maxipime、CEPM、马斯平 |

### （二）氨基糖苷类

包括链霉素、庆大霉素、卡那霉素、妥布霉素、丁胺卡那霉素、新霉素、核糖霉素、小诺霉素、阿斯霉素等。

**氨基糖苷类抗菌药物的分类**

| 产生菌 | 化学分类 | 第一代 | 第二代 | 第三代 |
|---|---|---|---|---|
| 链霉菌 | 链霉素类 | 链霉素 (streptomycin) | | |
| | 新霉素类 | 新霉素 (neomycin) | | |
| | | 巴龙霉素 (paromomycin) | | |
| | | 核糖霉素 (ribostamycin) | | |
| | 卡那霉素类 | 卡那霉素 (kanamycin) | 妥布霉素 (tobramycin) | 阿米卡星 (amikacin) |
| | | | 地贝卡星 (dibekacin) | 阿贝卡星 (arbekacin) |
| 小单胞菌 | 庆大霉素类 | | 庆大霉素 (gentamicin) | 异帕米星 (isepamicin) |
| | | | 小诺米星 (micronomicin) | 奈替米星 (netilmicin) |
| | | | 西索米星 (sisomicin) | |
| | 福提霉素类 | | | 阿司米星 (astromicin) |
| | | | | 达地米星 (dactimicin) |

## （三）四环素类

包括四环素、土霉素、金霉素及强力霉素等。

**四环素类抗菌药物的分类**

| 分类 | 代表药物 | |
|---|---|---|
| 短效 | 土霉素（即氧四环素） | 盐酸四环素 |
| 中效 | 美他环素（即甲烯土霉素） | 地美环素 |
| 长效 | 多烯环素（即强力霉素） | 米诺环素 |

## （四）氯霉素类

包括氯霉素、甲砜霉素等。

## （五）大环内酯类

临床常用的有红霉素、吉他霉素、无味红霉素、乙酰螺旋霉素、麦迪霉素、交沙霉素等。

**大环内酯类抗菌药物的分类**

| 分类 | 类别 | 第一代（天然品种） | 第二代（半合成品种） |
|---|---|---|---|
| 14元环大环内酯 | 红霉素类 | 红霉素（erthromycin） | 克拉霉素（clarithromycin） |
| | | | 罗红霉素（roxithromycin） |
| | | | 氟红霉素（flurithromycin） |
| | | | 地红霉素（dirithromycin） |
| 15元环大环内酯 | 氮红霉素类 | | 阿奇霉素（azithromycin） |
| 16元环大环内酯 | 白霉素类 | 吉他霉素（kitasamycin） | |
| | 交沙霉素类 | 交沙霉素（josamycin） | |
| | 麦迪霉素类 | 麦迪霉素（midecamycin） | 乙酰麦迪霉素（miocamycin） |
| | 螺旋霉素类 | 螺旋霉素（spiramycin） | 乙酰螺旋霉素（acetylspiramycin） |
| | 蔷薇霉素类 | 罗沙米星（rosamicin） | |

## （六）作用于革兰阳性细菌的其他抗菌药物

如林可霉素、克林霉素、万古霉素、杆菌肽等。

## （七）作用于革兰菌的其他抗菌药物

如多粘菌素、磷霉素、卷须霉素、环丝氨酸、利福平等。

## （八）抗真菌抗菌药物

如灰黄霉素。

### 抗真菌药分类表

|  | 多烯类 | 杂类 | 唑类 | 丙烯胺类 | 吗啡类 |
|---|---|---|---|---|---|
| 全身用药 | 两性霉素B<br>制霉菌素 | 氟胞嘧啶<br>灰黄霉素<br>碘化钾 | 咪唑类<br>咪康唑<br>酮康唑<br>三唑类<br>伊曲康唑<br>氟康唑 | 特比萘芬 | 陈莫罗芬 |
| 局部用药 | 两性霉素B<br>制霉菌素<br>匹马霉素 | 处方药<br>环吡酮胺<br>碘氯苯快醚<br>托萘脂<br>氯碘羟基醌<br>非处方药（OTC）<br>复方苯甲酸软膏<br>苯酚品红溶液<br>甲紫<br>复方十一烯酸<br>过锰酸钾<br>硫代硫酸钠<br>硫化硒<br>砒硫锌<br>丙二醇 | 咪唑类<br>联苯苄唑<br>布托康唑<br>克霉唑<br>益康唑<br>芬替康唑<br>酮康唑<br>奥昔康唑<br>硫康唑<br>噻康唑<br>三唑类<br>特康唑 | 萘替芬<br>特比萘芬 | 阿莫罗芬 |

## （九）抗肿瘤抗菌药物

如丝裂霉素、放线菌素D、博莱霉素、阿霉素等。

## （十）具有免疫抑制作用的抗菌药物

如环孢霉素。

## (十一) 化学合成抗菌药物

磺胺类及甲氧苄啶、硝基呋喃类、喹诺酮类。

**喹诺酮类抗菌药物分类**

| 代 别 | 名 称 |
|---|---|
| 第一代 | 萘啶酸、西诺沙星、吡哌酸 |
| 第二代 | 诺氟沙星、氧氟沙星、环丙沙星、培氟沙星、依诺沙星、氟罗沙星、洛美沙星、左氧氟沙星、芦氟沙星 |
| 第三代 | 替氟沙星、那氟沙星、可氟沙星、拖氟沙星、格帕沙星、格替沙星、帕珠沙星、伊罗沙星、阿拉沙星 |
| 第四代 | 曲氟沙星、莫西沙星、克林沙星 |

## 二、按抗菌药物对细菌的作用性质分类

| 分类 | 代表性药物 |
|---|---|
| Ⅰ类 繁殖期杀菌剂<br>（只杀死繁殖期细菌） | 青霉素类、头孢菌素类、亚胺硫霉素、氨曲南、万古霉素、磷霉素、利福霉素类、喹诺酮类 |
| Ⅱ类 静止期杀菌剂<br>（也杀死部分静止态细菌） | 氨基糖苷类、多粘菌素类 |
| Ⅲ类 快效抑菌剂<br>（高浓度下也能杀菌） | 四环素类、大环内酯类、氯霉素、甲砜霉素、林可霉素、氯林可霉素、呋喃类、新生霉素 |
| Ⅳ类 慢效抑菌剂<br>（专起抑菌作用） | 磺胺类、卷曲霉素、紫霉素 |

## 三、抗菌药物的作用机制

| 作用部位 | 抗菌药物 |
|---|---|
| 细胞壁合成 | β-内酰胺类、万古霉素、杆菌肽、磷霉素、环丝氨酸 |
| 细胞膜通透性 | 多粘菌素E、B，二性霉素B，制霉菌素，咪唑类（咪康唑、酮康唑） |
| 细菌蛋白质合成 | 大环内酯类、四环素、氯霉素、林可霉素、氨基苷类 |
| 细菌核酸代谢 | 利福平、哇诺酮类、灰黄霉素、硝基呋喃类 |
| 叶酸合成 | 磺胺药、TMP、对氨基水杨酸 |

## 四、抗菌药物的不良反应

| 抗菌药物 | 过敏反应 | 肝毒性 | 肾毒性 | 神经毒性 | 血液毒性 |
|---|---|---|---|---|---|
| 青霉素 | ++++* | | | | |
| 头孢菌素 | + | | +** | | |
| 氨基糖苷 | + | | ++++ | ++++ | |
| 氯霉素 | + | | | | ++++ |
| 大环内酯 | + | + | | | |
| 四环素 | + | + | + | | |
| 两性霉素B | + | | +++ | | + |
| 利福平 | + | + | | | |
| 氟喹诺酮 | + | | | + | |

\* 表示不良反应发生率较高,反应严重

\*\* 表示不良反应发生率低,反应较轻

## 五、各类抗菌药物主要耐药机制

| 抗菌药物 | 耐药机制 |
|---|---|
| β-内酰胺类 | 细胞壁通透性降低;PBPs亲和力与结合量降低;产生β-内酰胺酶 |
| 氨基糖苷类 | 细胞膜主动传递中摄入减少;产生钝化酶;核糖体30S亚基蛋白改变,Eh1↓和pH↓均可降低氨基糖苷类活性 |
| 大环内酯类 | 核糖体50S亚基改变;局部pH可降低活性 |
| 四环素类 | 药物外流速度加快,在细菌体内积蓄减少;核糖体30S亚基改变;产生灭活酶 |
| 氯霉素类 | 细胞膜摄入减少;产生氯霉素乙酰转移酶 |
| 林可霉素类 | 核糖体50S亚基改变 |
| 氟喹诺酮类 | 细胞外膜通透性降低,使氟喹诺酮类摄入减少,同时细胞膜传递通道改变,外流加快,细胞内积蓄减少。DNA旋转酶A亚基蛋白改变 |

## 六、细菌耐药性的防治措施

1. 合理选择使用抗菌药物,避免细菌产生耐药性。

(1) 掌握重要致病菌对各类抗菌药物敏感程度:在使用之前,

尽可能明确诊断或先采集有关标本再进行抗菌治疗，待培养及药敏结果出来后再做调整，不随意使用广谱抗菌药物，不随意联合用药。一种抗菌药物有效时，不必同时使用两种或两种以上药物。

（2）注意疗程、剂量、给药方式：足够的药量与疗程，避免小剂量或长期用药。

（3）严格掌握预防性用药，避免盲目应用抗菌药物预防感染。

（4）防止因农牧业抗菌药物的滥用而导致细菌对医用抗菌药物产生耐药性传给人类。

（5）开发新型的抗菌药物。

2. 严格执行消毒隔离制度，防止耐药菌交叉感染。由于耐药菌可在病人之间广泛传播，因此对感染耐药菌或多重耐药菌者应予必要的隔离。尤其是密切接触病人的医生、护士、护工应定期进行带菌情况的检查，发现耐药菌携带者应暂停接触病人。

3. 加强抗菌药物管理。

## 七、临床常见耐药细菌

近年来有6个主要表现：（1）耐甲氧西林的金葡菌（MRSA）感染率增高；（2）凝固酶阴性葡萄球菌（CNS）引起感染增多；（3）耐青霉素肺炎球菌（PRP）在世界范围，包括许多国家和地区传播；（4）出现耐万古霉素屎肠球菌（VRE）感染；（5）耐青霉素和耐头孢菌素的草绿色链球菌（PRS）的出现；（6）产生超广谱β-内酰胺酶（ESBL）耐药细菌变异。

### （一）耐甲氧西林金葡菌（MRSA）

1961年英国首次报道甲氧西林耐药金葡菌（MRSA）后，世界各国大多数地区均有许多报道，当时没有使用甲氧西林的国家也有同样报道，所以推测此基因天然就存在于MRSA中或还有某种因素可以筛选出MRSA。MRSA是多重耐药株，早期就发现它对青霉素、四环素、链霉素、红霉素、林可霉素及氨基糖苷类等耐药。90年代后，全世界各个国家MRSA已上升为62%。而且在耐药谱方面新的MRSA更为广泛，包括了广谱、超广谱β-内酰胺类、氟喹诺酮类、氨基糖苷类、碳青霉烯类等，最近有文献证明三代头孢菌素及氟喹诺酮类的使用是选择 MRSA 株的重要原因。现已证明新的 MRSA 在分子水平上与 20 世纪 60 年代发现的旧的 MRSA 有不同。MRSA 存在 MECA 的基因，由它编码 PBP2'，而 PBP2' 对所有重要的 β-内酰胺类抗生素的亲和力均下降。PBP2' 可以替代四种 PBPs 的功能，因此 MRSA 对几乎所有的 β-内酰胺类耐药。近来，还发现甲氧西林耐药性的表达调控基因（mecRI、mecI）及其辅助基因（femA、femB、femC、femD）这些基因改变与 MECA 基因协同就使得 MRSA 对 β-内酰胺类具有更高度耐药性。MRSA 对氨基糖苷类抗菌药物耐药的主要机制被认为是该菌同时产生氨基糖苷钝化酶。

### （二）凝固酶阴性葡萄球菌（CNS）

迄今为止，报道最多的凝固酶阴性的葡萄球菌（CNS）是表皮葡萄球菌，同时它也是医院内感染败血症的常见细菌。由于该菌可产生大量细胞间脂多糖粘附素（polysaccharide Intercellular Adhesin, PIA）与细胞外粘液样物质（extracellular slime substance, ESS），可通过不同途径吸附在导管表面，引致导管所致的感染。CNS 中耐甲氧西林菌株十分常见，在治疗上造成了较大困难。另外，在动物实验中已证实 PIA、ESS 具有干扰宿主防御功能，ESS 可抑制 B 淋巴细胞的遗传性质、使合成免疫球蛋白减少；还可干扰吞噬细胞；可保护包埋在其中的葡萄球菌免受抗菌药物的作用，由于膜状物形成的生物膜（biofilm），使得感染灶中细菌可以不断释放，从而引起败血症。

### （三）耐青霉素肺炎球菌（PRP）

肺炎球菌是引起危及生命的院外感染的最主要的病原菌。该菌引起的全球病死率与结核病相似，每年约 300 万～500 万人死亡。长期以来该菌一直对青霉素高度敏感，其 MIC 为 $0.005 \sim 0.001 \mu g/ml$。自 1967 年首次发现耐青霉素肺炎球菌（MIC $0.1 \mu g/ml$）后，1997 年又发现多重耐药肺炎球菌流行。该菌除对青霉素耐药外，对四环素、红霉素、氯霉素、克林霉素、利福平等多种抗菌药物耐药。PRP目前增加也十分迅速，各国报告，分别已占肺炎球菌的20%～50%。

PRP耐药机制是肺炎球菌的PBP发生了改变，使其与青霉素的亲和力减低，研究证实细菌是通过遗传转化、吸收并整合来自细胞外的多聚脱氧核苷酸，使得PBP基因中获得异种DNA片段，多达4种PBP发生改变。

**（四）耐万古霉素的屎肠球菌（VRE）**

1991年美国统计肠球菌在菌血症中已占第三位，并且还在不断增长。目前，肠球菌耐药谱愈来愈广泛，表现为高水平耐青霉素，高水平耐氨基糖苷类及耐万古霉素，屎肠球菌比粪肠球菌要严重得多。过去治疗肠球菌感染，特别是心内膜炎，用庆大霉素加青霉素或氨苄西林，协同效果很好，自从出现对这两类药物高水平耐药后，不得不改用万古霉素。1986年首次报道了耐万古霉素株（VRE），在菌血症中VRE感染死亡率高达20%～100%。

肠球菌的多重耐药性也很严重，它可包括因产生过量的PBP和合成大量β−内酰胺酶，出现高水平耐青霉素。产生各种修饰酶，而耐氨基糖苷类抗生素及耐万古霉素。

肠球菌耐药基因通过质粒、转座子播散。在体外试验中已证明能成功转移给链球菌、乳酸球菌、单核细胞李斯特菌，特别重要的是金黄色葡萄球菌。所以必须努力控制多重耐药株的播散。

**（五）耐青霉素和耐头孢菌素的草绿色链球菌（PRS）**

链球菌最初的分类基础是以其不同溶血能力为依据。在细菌培养中，菌落周围有草绿色溶血环，称甲型或α溶血，这类链球菌亦称草绿色链球菌。以前，认为它们在大多数情况下是以正常菌群定植在咽部，不引起任何症状和疾病，1983年后相继报道由它们引起的脑膜炎、心内膜炎及手术后的软组织感染等，进一步证明，在患者因疾病或治疗后抵抗力下降情况下，可以引起机会性感染。长期以来，青霉素是治疗链球菌病首选药物。近来有关耐青霉素和耐头孢菌素类的草绿色链球菌感染报道增多。所幸，尚未因该菌耐药引致临床和流行病学方面的严重问题。

### (六) 超广谱β-内酰胺酶 (ESBL) 耐药细菌

大多数革兰阴性杆菌对β-内酰胺类的耐药性是由质粒介导的β-内酰胺酶引起，常见者为 TEM-1，肺炎克雷伯杆菌主要产生 SHV-1，绿脓杆菌主要产生 PSE-1，这些酶能分解氨苄西林、羧苄西林、头孢噻吩、头孢孟多、哌拉西林等，但不能产生分解广谱头孢菌素、单环类和头霉菌素类。20 世纪 80 年代中期，肺炎克雷伯菌、大肠杆菌、枸橼酸杆菌、沙雷菌、阴沟肠杆菌等开始出现质粒介导广谱β-内酰胺酶，可破坏氧肟类（oxy imino-）β-内酰胺类抗菌药物，包括头孢噻肟、头孢他啶、头孢曲松及氨曲南等，有些与 TEM 酶有关，有些和 SHV 酶有关。这组由质粒介导超广谱β-内酰胺酶，变异速度快，已多达 33 种。最近，从血培养中发现一株阴沟杆菌对第三代头孢菌素高度耐药，因为基因已由诱导型改变成稳定的、不受约束的结构型头孢菌素酶，它对克拉维酸、他唑巴坦等酶抑制剂也不敏感。这种超广谱β-内酰胺酶细菌的产生，可能对人类健康形成重要威胁。目前北京市已发现肺炎克雷伯菌产 ESBL 株达 5%，因此严格管理以防 ESBL 株播散，是十分重要的问题。

## 八、医院感染的主要微生物

| 分类 | 致病性微生物 | 机会致病微生物 |
| --- | --- | --- |
| 需氧菌 | 革兰阳性球菌：金葡菌，溶血性链球菌 A、B、C 和 G 组 | 凝固酶阴性葡萄球菌、微球菌、肠球菌、其它非溶血性链球菌 |
| | 革兰阳性杆菌：白喉棒状杆菌、结核分枝杆菌 | 棒状杆菌、乳酸杆菌、分枝杆菌、奴卡菌 |
| | 革兰阴性球菌 | 奈瑟菌属 |
| | 革兰阴性杆菌：沙门菌属、志贺菌属、致病性大肠埃希菌 | 普通大肠埃希菌、变形杆菌属、克雷伯菌属、沙雷菌属、肠杆菌属、假单胞菌属、不动杆菌属、枸橼酸杆菌、弧菌属、邻单胞菌、嗜血杆菌、巴斯德菌、无色杆菌、黄杆菌、产碱杆菌、艾肯菌、莫拉菌、丛毛单胞菌、军团菌 |

续表

| 分类 | 致病性微生物 | 机会致病微生物 |
|---|---|---|
| 厌氧菌 | 厌氧革兰阳性球菌 | 消化球菌、消化链球菌 |
| | 厌氧革兰阳性杆菌:破伤风杆菌 | 梭菌属、厌氧性无芽胞革兰阴性杆菌、丙酸杆菌属、放线菌属 |
| | 厌氧革兰阴性球菌 | 韦荣菌属 |
| | 厌氧革兰阴性杆菌 | 拟杆菌属、梭杆菌属 |
| 微需氧菌 | 革兰阴性杆菌 | 弯曲菌属 |
| 病毒 | 肝炎病毒、流感和其他呼吸道病毒、疱疹病毒、轮状病毒、巨细胞病毒 | |
| 真菌 | 白色念珠菌、霉菌 | |
| 其他 | 弓形虫、肺孢子虫、衣原体、支原体 | |

# 九、医院抗菌药物合理应用

## (一) 抗菌药物使用原则

1. 为了有效控制感染，争取最佳疗效。
2. 预防和减少抗菌药物的毒副作用。
3. 注意剂量和疗效，避免产生耐药菌株。
4. 密切注意病人体内正常菌群失调。
5. 根据药敏试验结果，严格选药和给药途径，防止浪费。

## (二) 医院抗菌药物的合理使用

1. 医院应成立药事委员会，制定抗菌药物使用细则。
2. 药事委员会应定期组织医务人员学习各种抗菌药物合理使用知识，为临床医务人员提供各种信息。
3. 要求临床医生根据细菌药敏情况合理选用抗菌药物，在无细菌药敏试验报告情况下，应根据近期医院临床标本细菌抗菌谱，药敏结果选用抗菌药物。一旦有药敏试验报告应及时调整抗菌药物。

4. 临床医生应严格掌握抗菌药物的适应证和给药途径，遵照有效、注意剂量的原则，消除避免重复用药的现象。

5. 护士要了解各种抗菌药物的药理作用和配制要求，准确执行医嘱，并观察病人用药后的反应，并根据药物动力学要求，注意配伍禁忌，静点浓度、速度等。

6. 病房应建立各类抗菌药物使用管理制度，并定期将抗菌药物存在问题及时反馈给临床医务人员。

### （三）使用抗菌药物的几点规定

1. 病毒性感染一般不使用抗菌药物。

2. 对发热原因不明，且无可疑细菌感染征象者，不应使用抗菌药物，对病情严重或细菌感染不能排除者，可针对性地选用抗菌药物，并密切注意病情变化，一旦确认为非细菌性感染者，应立即停用抗菌药物。

3. 凡怀疑细菌感染病例，应力争在使用抗菌药物前按疾病诊断常规采集标本，进行细菌培养和药敏试验。

4. 根据细菌学检查结果，结合临床选用敏感的抗菌药物，或对原来使用的抗菌药物进行必要的调整。更换抗菌药物必须将更改原因记录在病历上。

5. 联合使用抗菌药物应严格掌握临床指征，不能控制的严重感染、混合感染、双重感染以及需要定期用药而细菌又容易产生耐药的病例以及病因未明的严重感染，联合应用抗菌药物的目的是达到协同或相加的治疗效果，以减少单一平均抗菌药物的剂量以减少毒性反应，防止和延缓耐药菌株产生等。

### （四）局部用药原则

1. 可选择抑菌或杀灭特定局部细菌。

2. 无刺激性。

3. 不应有过敏反应，如青霉素、链霉素、头孢菌素等，不宜使用。

4. 用于皮肤、黏膜、创面和烧伤等，避免药物吸收毒副作用。

### (五) 抗菌药物的预防用药

1. 外伤手术预防用药的原则:

(1) 清洁无污染或轻度污染的伤口,估计感染率小于 0.5%,除机体抵抗力差、免疫力低下否则不用。

(2) 手术过程过长,术中组织损伤严重,术后高发感染,或手术后一旦发生感染后果严重者可预防给药。

(3) 应选用毒性小,能针对感染病原菌给药,手术部位应达足够浓度抗菌药物。

(4) 给药时间:手术切口前 30 分钟静脉给药,一次足量抗菌药物,手术时间超过 3~4 小时,可追加一个剂量,需要时术后 24 小时继续用药,但最长不超过 72 小时。

2. 非外伤预防用药为预防风湿热复发、孕妇高菌血症、新生儿眼炎、感染性心内膜炎等以及与流脑、百日咳、霍乱等传染病密切接触的易感人群。

临床除合理使用抗菌药物外,尚应注意:

(1) 应加强消毒和无菌技术。

(2) 强调综合治疗,提高机体免疫力,不要过分依赖抗生素药物。

(3) 定期对医院抗菌药物使用情况向药事委员会汇报,对存在问题提出具体对策。

## 十、抗菌药物应用的管理制度

1. 医院药剂科及感染管理科负责抗感染药物应用率的监测统计,并定期向全院公布。

2. 药剂科负责全院抗感染药物应用的指导、咨询工作。

3. 检验科和药剂科定期(每年 1~2 次)公布主要致病菌及其药敏试验结果,为合理使用抗感染药物提供依据。

4. 临床医师应提高用药前相关标本的送检率(涂片、培养),深部感染应送厌氧培养,根据细菌培养和药敏试验结果,严格掌握适应证,合理选用药物。

5. 护士应根据各种抗感染药物的药理作用、配伍禁忌和配制要求，准确执行医嘱，并观察病人用药后的反应，配合医师准确留取各种标本及时送检。

6. 医生在临床使用抗菌药物与本原则有冲突时，应在病程日志上注明原因。

7. 药剂科对于细菌耐药性高的抗菌药物有权提出暂停使用的建议。

8. 药剂科负责全院医护人员的有关知识的培训。

## 十一、合理使用抗菌药物指导原则

1. 病毒性疾病不使用抗菌药物。

2. 发热原因不明，且无其他可疑感染指征者，不宜使用抗菌药物。病情严重且细菌感染可能性大者，可针对性地选用抗菌药物，但要避免盲目使用广谱抗菌药物，在此期间要密切注意病情变化，一旦明确为非细菌性感染应立即停用抗菌药物。

3. 凡细菌感染的病例，应尽可能在使用抗菌药物前多次按操作规程采集标本（血、痰、尿、脓、咽拭子等）进行细菌培养和体外药敏实验，根据细菌学结果，必须结合临床，选用敏感性抗菌药物或对原来使用的抗菌药物进行必要的调整。

4. 联合使用抗菌药物应有更严格的指征。一般适用于一种抗菌药物不能控制的严重感染（包括败血症、细菌性心内膜炎、化脓性脑膜炎等）、混合感染、难治性感染、二重感染以及需长期用药而细菌又容易产生耐药的病例，以两联为宜。联合使用抗菌药物应能达到协同或相加的疗效，减少毒性，防止或延缓耐药菌株产生的目的。严格禁止无根据地随意联合用药。

5. 外用抗菌药物尽量不用青霉素，头孢菌素；慎重使用氨基糖苷类抗菌药物；对眼科、耳鼻喉科、外科、妇产科及皮肤科使用的外用抗菌药物种类应严格管理，避免滥用。

6. 细菌性感染疾病，经抗菌药物治疗体温正常，症状好转3～4天即可停用抗菌药物，但败血症、骨髓炎、细菌性心内膜炎、化脓性脑膜炎、急性梗阻性化脓性胆管炎及结核病等可视情况决定。

7. 明确诊断的急性感染在使用抗菌药物 72 小时后，临床效果不明显或病情加重者，应从多方面分析原因，确属抗菌药物使用问题的，应调整剂量，给药途径或改换其它敏感性药物。

8. 严格控制抗菌药物的预防使用

（1）禁止无针对性应用广谱抗菌药物作为预防感染的手段。

（2）无感染根据的昏迷、脑血管意外、心血管疾病、非感染性休克、恶性肿瘤、免疫抑制治疗（放疗、化疗），糖尿病以及接受导管术病例，不应预防性使用抗菌药物。

（3）各类清洁手术及各类心脏手术，病人可于术前 1 小时使用抗菌药物，有内植物者可按专业规定标准实施。术中、术后抗菌药物使用视病情而定。

（4）选择性胃肠道手术，可于术前 2～3 天给予口服抗菌药物做肠道准备。

9. 注意给药途径、方法、剂量。血药浓度及组织部位的浓度分配。

**附：经验治疗用药选择**

1. 经验治疗的一线用药，医生可根据病情，选择疗效可靠、使用安全、价格偏低的抗菌药物，如阿莫西林、青霉素钠、头孢唑啉（先锋Ⅴ号）、庆大霉素、红霉素、琥乙红霉素、诺氟沙星。

2. 经验治疗的二线用药，可能较易引起细菌耐药或毒副反应较大，价格较贵，应采取一定程度的限制措施，如哌拉西林、阿莫西林/克拉维酸（安灭菌）阿苄西林/舒巴坦（优立欣）、头孢拉定（先锋Ⅵ号）、头孢克罗（希刻劳）、罗红霉素、克拉霉素、阿奇霉素、环丙沙星、氧氟沙星（泰利必妥）、左氧氟沙星（来立信、可乐必妥、利复星等）。

3. 经验治疗的三线用药：如头孢曲松（罗氏芬）、哌拉西林/他唑巴坦、头孢哌酮/舒巴坦（铃兰欣、舒普深）、头孢噻肟、头孢他啶、奈替米星、亚胺培南/西司他啶（泰能）、美洛培南（美平）、万古霉素、去甲万古霉素、替考拉宁。

## 抗菌药物分线使用参考表

| 分类 | 一线抗菌药物 | 二线抗菌药物 | 三线抗菌药物 |
|---|---|---|---|
| 青霉素类 | 青霉素、氨苄西林、苯唑西林、氯唑西林、哌拉西林、阿莫西林-克拉维酸钾、氨苄西林-舒巴坦钠、阿莫西林、苄星青霉素、普鲁卡因青霉素、青霉素V钾 | 阿莫西林＋双氯青霉素、美洛西林、阿洛西林、替卡西林、他唑西林、氨苄西林＋氯唑西林、氟氯西林、哌拉西林＋他唑巴坦 | |
| 头孢菌素类 | 头孢氨苄、头孢羟氨苄、头孢唑啉、头孢拉定、头孢克洛 | 头孢硫咪、头孢噻肟、头孢呋辛、头孢替安、头孢哌酮、头孢曲松、头孢他啶、头孢克肟、头孢哌酮-舒巴坦钠、头孢匹罗、头孢吡肟、头孢地嗪 | |
| 其他β-内酰胺类 | | 氨曲南、头孢西丁、头孢美唑、拉氧头孢 | |
| 氨基糖苷类 | 庆大霉素、链霉素、阿米卡星 | 奈替米星、大观霉素、卡那霉素、妥布霉素 | |
| 氯霉素类 | 氯霉素 | | |
| 大环内酯类 | 红霉素、琥乙红霉素、乙酰螺旋霉素、吉他霉素 | 乙酰吉他霉素（安吉儿乐）、克拉霉素、阿奇霉素、罗红霉素 | |
| 四环素类 | 多西环素 | 四环素 | |

90

续表

| 分类 | 一线抗菌药物 | 二线抗菌药物 | 三线抗菌药物 |
|---|---|---|---|
| 喹诺酮类 | 吡哌酸、诺氟沙星、氧氟沙星、环丙沙星、洛美沙星、左旋氧氟沙星 | 培福沙星、司帕沙星、克林沙星 | |
| 呋喃类 | 呋喃妥因、呋喃唑酮 | | |
| 磺胺类 | SD、SMZ-TMP、磺胺脒 | | |
| 抗真菌类 | 制霉菌素、氟康唑 | 伊曲康唑、咪康唑、酮康唑、氟胞嘧啶 | |
| 其他类 | 甲硝唑、林可霉素、利福平、异烟肼、磷霉素、吡嗪酰胺、乙胺丁醇 | 克林霉素、替硝唑、多粘菌素B、对氨基水杨酸钠、利福喷丁 | 多粘菌素E、(去甲)万古霉素、替考拉宁、两性霉素B、美洛培南、亚胺培南-西司他丁 |

## 十二、抗菌药物合理应用的判断标准

| 给药方案 | 合理 | 基本合理 | 不合理 |
|---|---|---|---|
| 适应证 | 绝对适应证 药物对细菌敏感 | 相对适应证 药敏试验中介度 | 无适应证 细菌对药物耐药 |
| 预防用药 | 术前<2小时 术后<3天 | 手术当天 术后<7天 | 术前>1天 术后>8天 |
| 应用疗程 | >3天，<7天 | >2天，<10天 | <1天，>10天 |
| 配伍 | 两种以内有协同作用 | 三种无禁忌 | 三种以上有禁忌 |
| 剂量及给药途径 | 剂量合适 途径正确 | 剂量及途径相对合理 | 剂量过高或过低 给药途径不起作用 |
| 药物反应 | 轻 | 中 | 严重 |

# 第六部分　医院感染突发事件应急措施

## 一、医院感染突发事件应急预案

为有效控制医院感染突发事件的暴发、流行，快速切断传播途径，保护易感人群，防止医院感染的继发和蔓延，特制定本预案。

**（一）组织机构**

医院感染管理体系由医院感染管理委员会、感染管理科和各科感染管理小组构成。

感染管理委员会主任：院长。

感染管理委员会副主任：副院长、相关科室主任。

临床感染管理小组组长：科主任、护士长及监测医生、监测护士组成。

**（二）疫情报告控制程序**

医院出现感染流行或暴发趋势或确诊为传染病的医院感染，立即按《传染病法》疫情报告控制程序上报有关部门，如图所示：

**（三）实施措施**

1. 感染源的管理

（1）住院病人一旦被确诊为院内感染暴发或流行应立即单间隔离，以便进一步治疗或转传染病院。

（2）病人隔离期间谢绝陪住和探视，避免交叉感染。

（3）隔离病人的活动范围仅限于病人居住的房间，呼吸道传染病者需戴口罩，SARS患者按"非典预案"进行隔离。

2. 医护人员的防护

（1）根据疾病传播途径、方式的不同采取相应防护措施，如戴

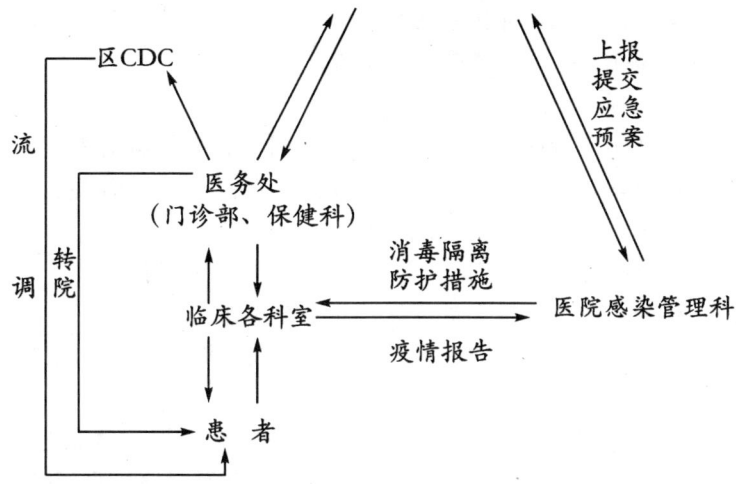

口罩、防护镜，穿防护衣等。进、出隔离病房必须遵守规定的流程，如人、物进出的流程和卫生通过等。

（2）操作前后必须消毒、清洗双手。

（3）隔离区或隔离房间设独立的医疗小组以减少不必要交叉感染。

（4）密切接触传染源者应做必要的限制性隔离，以免病原菌扩散。

3. 消毒与灭菌

（1）隔离区或隔离房间的一切医疗（一次性使用）、生活用品必须单独使用，污染物品用含有效氯1000～2000mg/L消毒剂溶液浸泡行预消毒后方能回收、清洗、灭菌。

（2）废弃医疗、生活垃圾放双层黄色塑料袋内密封；专人专车回收，密封保存，由指定厂家运输，焚烧处理。

（3）隔离病房设有空气消毒净化器或紫外线灯，每日酌情进行2～4次消毒，必要时采用化学消毒剂喷雾或熏蒸消毒。

（4）治疗台、床头桌、地面等每日用含有效氯500～1000mg/L消毒剂溶液擦拭2～3次。

(5) 隔离病房的门把手纱布和地垫用含有效氯 1000mg/L 消毒剂溶液浸湿并保持湿润。

(6) 病人转院或病逝后按不同病种行终末消毒（包括空气、墙面、地面、物品和运输工具等）。

(7) SARS 应行严密消毒、隔离。

4. 流行病学调查

(1) 证实流行或暴发：对怀疑患有同类感染的病例进行确诊，计算其罹患率，若罹患率显著高于该科室或病房历年医院感染一般发病率水平，则证实有流行或暴发。

(2) 查找感染源：对感染病人、接触者、可疑传染源、环境、物品、医务人员及陪护人员等进行病原学检查。

(3) 查找引起感染的因素：对感染病人及周围人群进行详细流行病学调查。

(4) 制定和组织落实有效的控制措施；包括对病人做适当治疗，进行正确的消毒处理，必要时隔离病人甚至暂停接收新病人。

(5) 分析调查资料，对病例的科室分布、人群分布和时间分布进行描述。

(6) 分析流行或暴发的原因，推测可能的感染源、感染途径或感染因素，结合实验室检查结果和采取控制措施的效果综合做出判断。

(7) 写出调查报告，总结经验，制定防范措施。

(8) 临床科室医院感染管理小组必须及时查找原因，协助专职人员调查和执行控制措施。

(9) 主管院长接到报告，指挥组织相关部门协助医院感染管理科开展流行病学调查与控制工作，并从人力、物力和财力方面予以保证。

## 二、医院感染传播途径的控制措施

当医院发生院内感染时，为有效地切断医院感染传播途径保护易感人群，特制定医院感染传播途径控制措施，病房及相关科室参照执行，发现医院感染及时通报。

## （一）严格隔离

适用的疾病种类：鼠疫、艾滋病、SARS。

1. 单间隔离，关闭房门，病原体相同的病人可同住一室。
2. 所有进入隔离室的人应穿涮手服、隔离衣、戴口罩、帽子、护目镜和手套、鞋套。（合理选用）。
3. 污染的物品应装双层黄色垃圾袋，标记，并经消毒后送出。

## （二）接触传播的预防控制

适用的疾病种类：风疹、带状疱疹、葡萄球菌皮肤感染、伤口感染等。

1. 同种病原感染者可同室隔离，密切接触病人时戴口罩，工作服可能被污染时应穿隔离衣。
2. 接触病人或可能污染物品后，以及护理其他病人前，必须洗手。
3. 污染的物品应装双层黄色垃圾袋，标记。

## （三）呼吸道空气、飞沫传播的预防控制

适用的疾病种类：麻疹、腮腺炎、肺炎、结核等。

1. 单人隔离，同种病原体感染可同室隔离。
2. 密切接触病人时应戴口罩。
3. 某些呼吸治疗装置，如：湿化器、雾化器、呼吸机管路严格消毒。
4. 空调定期消毒。

## （四）肠道传播的预防控制

适用的疾病种类：传染性腹泻或胃肠炎、霍乱、甲型肝炎等。

1. 不必戴口罩，工作服如易沾污时应穿隔离衣。接触污染物时应戴手套。
2. 洗手特别重要，凡接触病人或可能污染物后以及护理其他病人前，应严格洗手。
3. 粪便直接或可疑污染物品，应随时消毒。

### (五) 医源性传播的预防控制

适用的疾病种类：乙型肝炎、输液及静脉高营养导致的菌血症败血症、各种侵入性操作引起的医院感染。

1. 特别注意避免工作中针刺伤。
2. 尽量减少各种侵入性操作及治疗造成的医院感染，严格无菌操作。
3. 合理应用抗菌药物，避免细菌移位及菌群失调引起的医院感染。
4. 定期检查一次性无菌医疗用品，及各类灭菌物品。
5. 定期检查总务处灭鼠、灭蚊、蝇工作情况。

## 三、医院出现感染流行或暴发趋势时，流行病学调查基本步骤

1. 证实流行或暴发：对怀疑患有同类感染的病例进行确诊，计算其罹患率，若罹患率显著高于该科室或病房历年医院感染一般发病率水平，则证实有流行或暴发。

$$医院感染罹患率 = \frac{同期新发医院感染数}{观察期间具感染危险的住院患者数} \times 100\%$$

分母：必须是易感人群数。

2. 查找感染源：对感染病人、接触者、可疑传染源、环境、物品、医护人员及陪护人员等进行病原学检查。
3. 查找引起感染的因素：对感染病人及周围人群进行详细流行病学调查。

(1) 病例对照研究方法：是将发生医院感染的病人作为"病例组"，而未发生过任何部位的医院感染病人作为"对照组"，调查他们过去是否接触或具有医院感染的易感因素，比较这些因素在两组中的比例，若某一因素在病例组的比例大于对照组，认为该因素可能是医院感染的原因或危险因素。

(2) 定群研究方法：选择具有某种医院感染易感因素的住院病人作为暴露组，而不具有该因素的住院病人作为对照组，经过一段时间随访后，比较两组医院感染发病率，若暴露组的发病率高于对

照组,则认为该因素与医院感染的发生有关。

4. 制定和组织落实有效的控制措施:包括对病人做适当治疗,进行正确的消毒处理,必要时隔离病人甚至暂停接收新病人。

5. 分析调查资料,对病例的科室分布、人群分布和时间分布进行描述;分析流行或暴发的原因,推测可能的感染源、感染途径或感染因素,结合实验室检查结果和采取控制措施的效果综合做出判断。

科室分布:即疾病的地点分布。可绘制"标点地图"分析。

人群分布:包括年龄、性别、原发疾病及诊疗过程等。

时间分布:如以发病时间为横坐标,以发病数为纵坐标绘制流行特征直方图。横坐标上的时间单位应短于该病的潜伏期。

急而陡的单峰型,提示一次共同来源的暴露(图1);长而平坦则提示人—人传播类型(图2);若经共同来源的暴露引起流行后再发生人—人传播,则发病例数表现为急速上升、持续时间长(图3)。

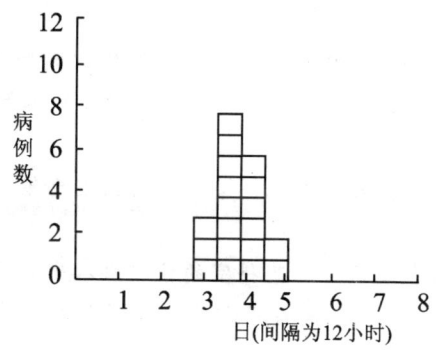

**图1 同源暴发的流行曲线**

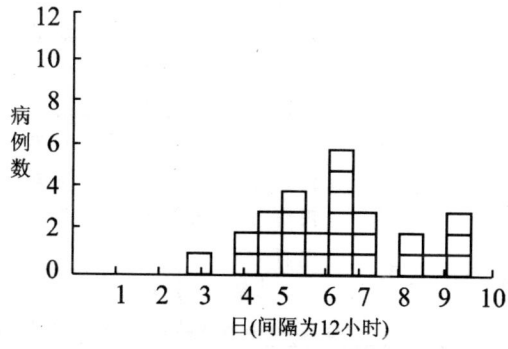

**图2 接触传播型流行曲线**

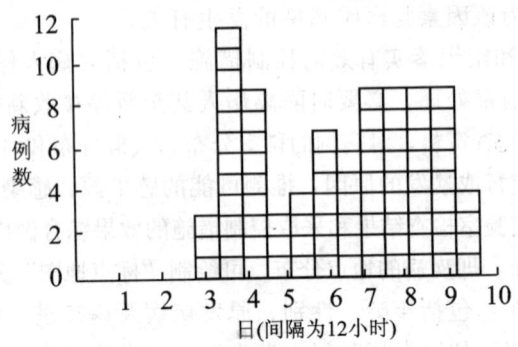

**图 3　混合型感染流行曲线**

6. 写出调查报告，总结经验，制定防范措施。

## 四、医院感染零报告制度

为了加强医院感染的管理，凡没有发生医院感染病例的科室，于每月末也要填写零报告表，由监测医师签字后报感染管理科。

名词解释

流行趋势：是指在某医院、某科室的医院感染例数增加快，短期内不能控制。

暴发：是指在某医院、某科室的住院病人中，短时间内，突然发生数例（3例）及以上同种同源病原体引起的感染。暴发是医院感染流行的一种方式。

相关数据：

$$医院感染的发病率 = \frac{期间的新发生的医院感染病例数}{同期处于危险中的人数} \times 100\%$$

$$医院感染例次发病率 = \frac{同期内发生的医院感染例次数}{观察期间住院患者数} \times 100\%$$

$$医院感染的继发率 = \frac{接触后发生医院感染的例数}{接触原发病例的患者数} \times 100\%$$

$$医院感染的患病率 = \frac{同期存在的新旧医院感染病例数}{观察期间住院患者数} \times 100\%$$

$$医院感染的死亡率 = \frac{因各种医院感染而导制的死亡数}{同观察期间的住院病人数} \times 100\%$$

# 第七部分　医院感染的诊断标准[*]

医院感染定义：医院感染（Nosocomial Infection，Hospital Infection 或 Hospital acquired Infection）是指住院病人在医院内获得的感染，包括在住院期间发生的感染和在医院内获得出院后发生的感染；但不包括入院前已开始或入院时已存在的感染。医院工作人员在医院内获得的感染也属医院感染。

说明：

一、下列情况属于医院感染

1. 无明确潜伏期的感染，规定入院 48 小时后发生的感染为医院感染；有明确潜伏期的感染，自入院时起超过平均潜伏期后发生的感染为医院感染。

2. 本次感染直接与上次住院有关。

3. 在原有感染基础上出现其他部位新的感染（除外脓毒血症迁徙灶），或在原感染已知病原体基础上又分离出新的病原体（排除污染和原来的混合感染）的感染。

4. 新生儿在分娩过程中和产后获得的感染。

5. 由于诊疗措施激活的潜在性感染，如疱疹病毒、结核杆菌等的感染。

6. 医务人员在医院工作期间获得的感染。

二、下列情况不属于医院感染

1. 皮肤黏膜开放性伤口只有细菌定植而无炎症表现。

2. 由于创伤或非生物性因子刺激而产生的炎症表现。

3. 新生儿经胎盘获得（出生后 48 小时内发病）的感染，如单纯疱疹、弓形虫病、水痘等。

4. 患者原有的慢性感染在医院内急性发作。

医院感染按临床诊断报告，力求做出病原学诊断。

---

[*] 中华人民共和国卫生部于 2001 年 1 月颁发（试行）

# 一、呼吸系统

## （一）上呼吸道感染

**临床诊断**

发热（≥38.0℃超过2天），有鼻咽、鼻旁窦和扁桃体等上呼吸道急性炎症表现。

**病原学诊断**

临床诊断基础上，分泌物涂片或培养可发现有意义的病原微生物。

**说明：**

必须排除普通感冒和非感染性病因（如过敏等）所致的上呼吸道急性炎症。

## （二）下呼吸道感染

**临床诊断**

符合下述两条之一即可诊断。

1. 患者出现咳嗽、痰黏稠，肺部出现湿啰音，并有下列情况之一：

（1）发热。

（2）白细胞总数和（或）嗜中性粒细胞比例增高。

（3）X线显示肺部有炎性浸润性病变。

2. 慢性气道疾患患者稳定期（慢性支气管炎伴或不伴阻塞性肺气肿、哮喘、支气管扩张症）继发急性感染，并有病原学改变或X线胸片显示与入院时比较有明显改变或新病变。

**病原学诊断**

临床诊断基础上，符合下述六条之一即可诊断。

1. 经筛选的痰液，连续两次分离到相同病原体。

2. 痰细菌定量培养分离病原菌数≥$10^6$ cfu/ml。

3. 血培养或并发胸腔积液者的胸水分离到病原体。

4. 经纤维支气管镜或人工气道吸引采集的下呼吸道分泌物病

原菌数$\geqslant 10^5$cfu/ml；经支气管肺泡灌洗（BAL）分离到病原菌数$\geqslant 10^4$cfu/ml；或经防污染标本刷（PSB）、防污染支气管肺泡灌洗（PBAL）采集的下呼吸道分泌物分离到病原菌，而原有慢性阻塞性肺病包括支气管扩张者病原菌数必须$\geqslant 10^3$cfu/ml。

5. 痰或下呼吸道采样标本中分离到通常非呼吸道定植的细菌或其他特殊病原体。

6. 免疫血清学、组织病理学的病原学诊断证据。

**说明：**

1. 痰液筛选的标准为痰液涂片镜检鳞状上皮细胞＜10 个/低倍视野和白细胞＞25 个/低倍视野或鳞状上皮细胞：白细胞≤1：2.5；免疫抑制和粒细胞缺乏患者见到柱状上皮细胞或锥状上皮细胞与白细胞同时存在，白细胞数量可以不严格限定。

2. 应排除非感染性原因如肺栓塞、心力衰竭、肺水肿、肺癌等所致的下呼吸道的胸片的改变。

3. 病变局限于气道者为医院感染气管-支气管炎；出现肺实质炎症（X 线显示）者为医院感染肺炎（包括肺脓肿），报告时需分别标明。

### （三）胸膜腔感染

**临床诊断**

发热，胸痛，胸水外观呈脓性、或带臭味、常规检查白细胞计数$\geqslant 1000\times 10^6/L$。

**病原学诊断**

临床诊断基础上，符合下述两条之一即可诊断。

1. 胸水培养分离到病原菌。

2. 胸水普通培养无菌生长，但涂片见到细菌。

**说明：**

1. 胸水发现病原菌，则不论胸水性状和常规检查结果如何，均可作出病原学诊断。

2. 应强调胸水的厌氧菌培养。

3. 邻近部位感染自然扩散而来的胸膜腔感染，如并发于肺炎、支气管胸膜瘘、肝脓肿者不列为医院感染；诊断操作促使感染扩散者则属医院感染。若肺炎系医院感染，如其并发脓胸按医院感染肺炎报告，另加注括号标明脓胸。

4. 结核性胸膜炎自然演变成结核性脓胸不属于医院感染。

5. 病人同时有上呼吸道和下呼吸道感染时，仅需报告下呼吸道感染。

## 二、心血管系统

### （一）侵犯心脏瓣膜（包括人工心瓣膜）的心内膜炎

**临床诊断**

病人至少有下列症状或体征中的两项且无其他明确原因可以解释：发热、新出现心脏杂音或杂音发生变化、栓塞性改变、皮肤异常表现（如瘀斑、出血、疼痛性皮下肿块）、充血性心力衰竭、心脏传导异常，并合并有下列情况之一：

1. 外科手术或病理组织学发现心脏赘生物。
2. 超声心动图发现赘生物的证据。

**病原学诊断**

临床诊断基础上，符合下述三条之一即可诊断。

1. 心脏瓣膜或赘生物培养出病原体。
2. 临床诊断基础上，两次或多次血液培养阳性。
3. 临床诊断基础上，心脏瓣膜革兰染色发现病原菌。

### （二）心肌炎或心包炎

**临床诊断**

符合下述两条之一即可诊断。

1. 病人至少有下列症状或体征中的两项且无其他明确原因可以解释：发热、胸痛、奇脉、心脏扩大，并合并有下列情况之一：

（1）有心肌炎或心包炎的异常心电图改变。

（2）心脏组织病理学检查证据。

（3）影像学发现心包渗出。

2. 病人≤1岁至少有下列症状或体征中的两项且无其它明确原

因可以解释：发热、胸痛、奇脉或心脏扩大，呼吸暂停，心动过缓，并至少有下列情况之一：

（1）有心肌炎或心包炎的异常心电图改变。
（2）心脏组织病理学检查证据。
（3）影像学发现心包渗出。

**病原学诊断**

临床诊断基础上，符合下述两条之一即可诊断。

1. 心包组织培养出病原菌或外科手术／针吸取物培养出病原体。

2. 在临床诊断基础上，血中抗体阳性（如流感嗜血杆菌、肺炎球菌），并排除其它部位感染。

## 三、血液系统

### （一）血管相关性感染

**临床诊断**

符合下述三条之一即可诊断。

1. 静脉穿刺部位有脓液排出，或有弥散性红斑（蜂窝织炎的表现）。

2. 沿导管的皮下走行部位出现疼痛性弥散性红斑并除外理化因素所致。

3. 经血管介入性操作，发热＞38℃，局部有压痛，无其它原因可解释。

**病原学诊断**

导管尖端培养和/或血液培养分离出有意义的病原微生物。

说明：

1. 导管管尖培养其接种方法应取导管尖端5cm，在血平板表面往返滚动一次，细菌菌数≥15cfu/平板即为阳性。

2. 从穿刺部位抽血定量培养，细菌菌数≥100cfu/ml，或细菌菌数相当于对侧同时取血培养的4～10倍；或对侧同时取血培养出同种细菌。

## (二) 败血症

**临床诊断**

发热＞38℃或低体温＜36℃，可伴有寒战，并合并下列情况之一：

1. 有入侵门户或迁徙病灶。
2. 有全身中毒症状而无明显感染灶。
3. 有皮疹或出血点、肝脾肿大、血液中性粒细胞增多伴核左移，且无其它原因可以解释。
4. 收缩压低于 12kPa（90mmHg），或较原收缩压下降超过 5.3kPa（40mmHg）。

**病原学诊断**

临床诊断基础上，符合下述两条之一即可诊断。

1. 血液培养分离出病原微生物。
2. 血液中检测到病原体的抗原物质。

**说明：**

1. 入院时有经血液培养证实的败血症，在入院后血液培养又出现新的非污染菌，或医院败血症过程中又出现新的非污染菌，均属另一次医院感染败血症。
2. 血液培养分离出常见皮肤菌，如类白喉杆菌、肠杆菌、凝固酶阴性葡萄球菌、丙酸杆菌等，需不同时间采血，有两次或多次培养阳性。
3. 血液中发现有病原体抗原物质，如流感嗜血杆菌、肺炎链球菌、乙种溶血性链球菌，必须与症状、体征相符，且与其它感染部位无关。
4. 血管相关败（菌）血症属于此条，导管相关动静脉炎计入心血管感染。
5. 血培养有多种菌生长，在排除污染后可考虑复数菌败血症。

## (三) 输血相关感染

常见有病毒性肝炎（乙、丙、丁、庚型等）、艾滋病、巨细胞病毒感染、疟疾、弓形虫病等。

**临床诊断**

必须同时符合下述三种情况才可诊断。

1. 从输血至发病,或从输血至血液中出现病原免疫学标志物的时间超过该病原体感染的平均潜伏期。
2. 受血者受血前从未有过该种感染,免疫学标志物阴性。
3. 证实供血员血液存在感染性物质,如:血中查到病原体、免疫学标志物阳性、病原 DNA 或 RNA 阳性等。

**病原学诊断**

临床诊断基础上,符合下述四条之一即可诊断。

1. 血液中找到病原体。
2. 血液特异性病原体抗原检测阳性,或其血清在 IgM 抗体效价达到诊断水平,或双份血清 IgG 呈 4 倍升高。
3. 组织或体液涂片找到包涵体。
4. 病理活检证实。

**说明:**

1. 病人可有症状、体征,也可仅有免疫学改变。
2. 艾滋病潜伏期长,受血者在受血后 6 个月内可出现 HIV 抗体阳性,后者可作为初步诊断依据,但需进一步进行确证试验。

## 四、腹部和消化系统

### (一) 感染性腹泻

**临床诊断**

符合下述三条之一即可诊断。

1. 急性腹泻,粪便常规镜检白细胞≥10 个/高倍视野。
2. 急性腹泻,或伴发热、恶心、呕吐、腹痛等。
3. 急性腹泻每天 3 次以上,连续 2 天,或 1 天水泻 5 次以上。

**病原学诊断**

临床诊断基础上,符合下述四条之一即可诊断。

1. 粪便或肛拭子标本培养出肠道病原体。
2. 常规镜检或电镜直接检出肠道病原体。

3. 从血液或粪便中检出病原体的抗原或抗体，达到诊断标准。

4. 从组织培养的细胞病理变化（如毒素测定）判定系肠道病原体所致。

**说明：**

1. 急性腹泻次数应≥3次/24小时。

2. 应排除慢性腹泻的急性发作及非感染性因素如诊断治疗原因、基础疾病、心理紧张等所致的腹泻。

## （二）胃肠道感染

### 临床诊断

患者出现发热（≥38℃）、恶心、呕吐和（或）腹痛、腹泻，无其它原因可解释。

### 病原学诊断

临床诊断基础上，符合下述三条之一即可诊断。

1. 从外科手术或内镜取得组织标本或外科引流液培养出病原体。

2. 上述标本革兰染色或氢氧化钾浮载片可见病原体、多核巨细胞。

3. 手术或内镜标本显示感染的组织病理学证据。

## （三）抗菌药物相关性腹泻

### 临床诊断

近期曾应用或正在应用抗菌药物，出现腹泻，可伴大便性状改变如水样便、血便、粘液脓血便或见斑块条索状伪膜，可合并下列情况之一：

1. 发热≥38℃。

2. 腹痛或腹部压痛、反跳痛。

3. 周围血白细胞升高。

### 病原学诊断

临床诊断基础上，符合下述三条之一即可诊断。

1. 大便涂片有菌群失调或培养发现有意义的优势菌群。

2. 如情况许可时做纤维结肠镜检查见肠壁充血、水肿、出血，或见到 2mm~20mm 灰黄（白）色斑块伪膜。

3. 细菌毒素测定证实。

**说明：**

1. 急性腹泻次数≥3 次/24 小时。

2. 应排除慢性肠炎急性发作或急性胃肠道感染及非感染性原因所致的腹泻。

### （四）病毒性肝炎

**临床诊断**

有输血或应用血制品史、不洁食物史、肝炎接触史，出现下述症状或体征中的任何两项并有肝功能异常，无其他原因可解释。

1. 发热。
2. 厌食。
3. 恶心、呕吐。
4. 肝区疼痛。
5. 黄疸。

**病原学诊断**

在临床诊断基础上，血清甲、乙、丙、丁、戊、庚等任何一种肝炎病毒活动性标志物阳性。

**说明：**

应排除非感染性病因（如：α1-抗胰蛋白酶缺乏、酒精、药物等）和胆道疾病引起的肝炎或损害。

### （五）腹（盆）腔内组织感染

包括胆囊、胆道、肝、脾、胰、腹膜、膈下、盆腔、其他组织或腔隙的急性感染，含持续腹膜透析继发性腹膜炎。

**临床诊断**

具有下列症状、体征中任何两项，无其他原因可以解释，同时有检验、影像学检查的相应异常发现。

1. 发热≥38℃。
2. 恶心、呕吐。
3. 腹痛、腹部压痛或反跳痛或触及包块状物伴触痛。

4. 黄疸。

**病原学诊断**

在临床诊断基础上，符合下述两条之一即可诊断。

1. 经手术切除、引流管、穿刺吸引或内镜获取的标本检出病原体。

2. 血培养阳性，且与局部感染菌相同或与临床相符。

**说明：**

1. 应排除非生物因子引起的炎症反应及慢性感染的急性发作。

2. 原发性脏器穿孔所致的感染不计为医院感染。

### （六）腹水感染

**临床诊断**

腹水原为漏出液，出现下述两条之一即可诊断。

1. 腹水检查变为渗出液。

2. 腹水不易消除，出现腹痛、腹部压痛或反跳痛。腹水常规检查白细胞$>200\times10^6/L$，中性粒细胞$>25\%$。

**病原学诊断**

临床诊断基础上，腹水细菌培养阳性。

## 五、中枢神经系统

### （一）细菌性脑膜炎、脑室炎

**临床诊断**

符合下述三条之一即可诊断。

1. 发热、颅高压症状（头痛、呕吐、婴儿前囟张力高、意识障碍）之一、脑膜刺激征（颈抵抗、布氏征、克氏征阳性、角弓反张）之一、脑脊液（CSF）炎性改变。

2. 发热、颅高压症状、脑膜刺激征及脑脊液白细胞轻至中度升高，或经抗菌药物治疗后症状体征消失，脑脊液恢复正常。

3. 在应用抗菌药物过程中，出现发热、不典型颅高压症状体征、脑脊液白细胞轻度增多，并具有下列情况之一：

(1) 脑脊液中抗特异性病原体的 IgM 达诊断标准，或 IgG 呈 4 倍升高，或脑脊液涂片找到细菌。

(2) 有颅脑侵袭性操作（如颅脑手术、颅内穿刺、颅内植入物）史，或颅脑外伤或腰椎穿刺史。

(3) 脑膜附近有感染灶（如头皮切口感染、颅骨骨髓炎等）或有脑脊液漏者。

(4) 新生儿血培养阳性。

**病原学诊断**

临床诊断基础上，符合下述三条之一即可诊断。

1. 脑脊液中培养出病原菌。
2. 脑脊液病原微生物免疫学检测阳性。
3. 脑脊液涂片找到病原菌。

**说明：**

1. 一岁以内婴儿有发热（>38℃）或低体温（<36℃），出现意识障碍、呼吸暂停或抽搐，如无其他原因可解释，应疑有脑膜炎并及时进行相关检查。

2. 老年人反应性低，可仅有嗜睡、意识活动减退、定向困难表现，应及时进行相关检查。

3. 细菌性脑膜炎与创伤性脑膜炎、脑瘤脑膜反应的区别要点是脑脊液糖量的降低，C-反应蛋白增高等。

**(二) 颅内脓肿（包括脑脓肿、硬膜下和硬膜外脓肿等）**

**临床诊断**

符合下述两条之一即可诊断。

1. 发热、颅高压症状之一、颅内占位体征（功能区定位征），并具有以下影像学检查证据之一：

(1) CT 扫描。

(2) 脑血管造影。

(3) 核磁共振扫描。

(4) 核素扫描。

2. 外科手术证实。

**病原学诊断**

临床诊断基础上,穿刺脓液或组织活检找到病原体,或细菌培养阳性。

### (三)椎管内感染

包括硬脊膜下脓肿和脊髓内脓肿。

**临床诊断**

符合下述两条之一即可诊断。

1. 发热、有神经定位症状和体征或局限性腰背痛和脊柱运动受限,并具有下列情况之一:

(1) 棘突及棘突旁有剧烈压痛及叩击痛。

(2) 神经根痛。

(3) 完全或不完全脊髓压迫征。

(4) 检查证实:脊髓 CT、椎管内碘油造影、核磁共振、X 线平片、脑脊液蛋白及白细胞增加并奎氏试验有部分或完全性椎管梗阻。

2. 手术证实。

**病原学诊断**

手术引流液细菌培养阳性。

**说明:**

1. 并发脑膜炎的椎管内感染,归入细菌性脑膜炎统计报告。

2. 此类医院感染少见,多发生于败血症、脊柱邻近部位有炎症、脊柱外伤或手术有高位椎管麻醉史者。

3. 应排除败血症的转移性病灶或脊柱及其临近部位炎症的扩散所致。

# 六、泌尿系统

**临床诊断**

患者出现尿频、尿急、尿痛等尿路刺激症状,或有下腹触痛、肾区叩痛,伴或不伴发热,并具有下列情况之一:

1. 尿检白细胞男性≥5 个/高倍视野,女性≥10 个/高倍视野,插导尿管患者应结合尿培养。

2. 临床已诊断为泌尿道感染，或抗菌治疗有效而认定的泌尿道感染。

**病原学诊断**

临床诊断基础上，符合下述四条之一即可诊断。

1. 清洁中段尿或导尿留取尿液（非留置导尿）培养革兰阳性球菌菌数$\geqslant 10^4$ cfu/ml、革兰阴性杆菌菌数$\geqslant 10^5$ cfu/ml。

2. 耻骨联合上膀胱穿刺留取尿液培养细菌菌数$\geqslant 10^3$ cfu/ml。

3. 新鲜尿液标本经离心应用相差显微镜检查（1×400），在30个视野中有半数视野见到细菌。

4. 无症状性菌尿症：患者虽然无症状，但在近期（通常为1周）有内镜检查或留置导尿史，尿液培养革兰阳性球菌浓度$\geqslant$104cfu/ml、革兰阴性杆菌浓度$\geqslant$105cfu/ml，应视为泌尿系统感染。

**说明：**

1. 非导尿或穿刺尿液标本细菌培养结果为两种或两种以上细菌，需考虑污染可能，建议重新留取标本送检。

2. 尿液标本应及时接种。若尿液标本在室温下放置超过2小时，即使其接种培养结果细菌菌数$\geqslant 10^4$或$10^5$ cfu/ml，亦不应作为诊断依据，应予重新留取标本送检。

3. 影像学、手术、组织病理或其他方法证实的、可定位的泌尿系统（如肾、肾周围组织、输尿管、膀胱、尿道）感染，报告时应分别标明。

# 七、手术部位

## （一）表浅手术切口感染

仅限于切口涉及的皮肤和皮下组织，感染发生于术后30天内。

**临床诊断**

具有下述两条之一即可诊断。

1. 表浅切口有红、肿、热、痛，或有脓性分泌物。
2. 临床医师诊断的表浅切口感染。

**病原学诊断**

临床诊断基础上细菌培养阳性。

**说明：**

1. 创口包括外科手术切口和意外伤害所致伤口，为避免混乱，不用"创口感染"一词，与伤有关感染参见皮肤软组织感染诊断标准。
2. 切口缝合针眼处有轻微炎症和少许分泌物不属于切口感染。
3. 切口脂肪液化，液体清亮，不属于切口感染。

### （二）深部手术切口感染

无植入物手术后 30 天内、有植入物（如人工心脏瓣膜、人造血管、机械心脏、人工关节等）术后 1 年内发生的与手术有关并涉及切口深部软组织（深筋膜和肌肉）的感染。

**临床诊断**

符合上述规定，并具有下述四条之一即可诊断。

1. 从深部切口引流出或穿刺抽到脓液，感染性手术后引流液除外。
2. 自然裂开或由外科医师打开的切口，有脓性分泌物或有发热≥38℃，局部有疼痛或压痛。
3. 再次手术探查、经组织病理学或影像学检查发现涉及深部切口脓肿或其他感染证据。
4. 临床医师诊断的深部切口感染。

**病原学诊断**

临床诊断基础上，分泌物细菌培养阳性。

### （三）器官（或腔隙）感染

无植入物手术后 30 天、有植入物手术后 1 年内发生的与手术有关（除皮肤、皮下、深筋膜和肌肉以外）的器官或腔隙感染。

**临床诊断**

符合上述规定，并具有下述三条之一即可诊断。

1. 引流或穿刺有脓液。
2. 再次手术探查、经组织病理学或影像学检查发现涉及器官（或腔隙）感染的证据。
3. 由临床医师诊断的器官（或腔隙）感染。

**病原学诊断**

临床诊断基础上，细菌培养阳性。

**说明：**

1. 临床和（或）有关检查显示典型的手术部位感染，即使细菌培养阴性，亦可以诊断。
2. 手术切口浅部和深部均有感染时，仅需报告深部感染。
3. 经切口引流所致器官（或腔隙）感染，不需再次手术者，应视为深部切口感染。

## 八、皮肤和软组织

### （一）皮肤感染

**临床诊断**

符合下述两条之一即可诊断。

1. 皮肤有脓性分泌物、脓疱、疖肿等。
2. 患者有局部疼痛或压痛，局部红肿或发热，无其他原因解释者。

**病原学诊断**

临床诊断基础上，符合下述两条之一即可诊断。

1. 从感染部位的引流物或抽吸物中培养出病原体。
2. 血液或感染组织特异性病原体抗原检测阳性。

### （二）软组织感染

软组织感染包括：坏死性筋膜炎、感染性坏疽、坏死性蜂窝织炎、感染性肌炎、淋巴结炎及淋巴管炎。

**临床诊断**

符合下述三条之一即可诊断。

1. 从感染部位引流出脓液。
2. 外科手术或组织病理检查证实有感染。
3. 患者有局部疼痛或压痛、局部红肿或发热，无其他原因解释。

**病原学诊断**

临床诊断基础上，符合下述两条之一即可诊断。
1. 血液特异性病原体抗原检测阳性，或血清 IgM 抗体效价达到诊断水平，或双份血清 IgG 呈 4 倍升高。
2. 从感染部位的引流物或组织中培养出病原体。

### （三）褥疮感染

褥疮感染包括：褥疮浅表部和深部组织感染。

**临床诊断**

褥疮局部红、压痛或褥疮边缘肿胀，并有脓性分泌物。

**病原学诊断**

临床诊断基础上，分泌物培养阳性。

### （四）烧伤感染

**临床诊断**

烧伤表面的形态或特点发生变化，如：焦痂迅速分离，焦痂变成棕黑、黑或紫罗兰色，烧伤边缘水肿。同时具有下述两条之一即可诊断。
1. 创面有脓性分泌物。
2. 患者出现发热＞38℃或低体温＜36℃，合并低血压。

**病原学诊断**

临床诊断基础上，符合下述两条之一即可诊断。
1. 血液培养阳性并除外有其他部位感染。
2. 烧伤组织活检显示微生物向临近组织浸润。

**说明：**
1. 单纯发热不能诊断为烧伤感染，因为发热可能是组织损伤的结果或病人在其他部位有感染。
2. 移植的皮肤发生排斥反应并伴有感染临床证据（炎症或脓

液),视为医院感染。

3. 供皮区感染属烧伤感染。

## (五)乳腺脓肿或乳腺炎

**临床诊断**

符合下述三条之一即可诊断。

1. 红、肿、热、痛等炎症表现或伴有发热,排除哺乳妇女的乳汁淤积。

2. 外科手术证实。

3. 临床医生诊断的乳腺脓肿。

**病原学诊断**

临床诊断基础上,引流物或针吸物培养阳性。

## (六)脐　炎

**临床诊断**

新生儿脐部有红肿或有脓性渗出物。

**病原学诊断**

临床诊断基础上,符合下述两条之一即可诊断。

1. 引流物或针吸液培养阳性。

2. 血液培养阳性,并排除其他部位感染。

**说明:**

与脐部插管有关的脐动静脉感染应归于心血管系统感染。

## (七)婴儿脓疱病

**临床诊断**

符合下述两条之一即可诊断。

1. 皮肤出现脓疱。

2. 临床医生诊断为脓疱病。

**病原学诊断**

临床诊断基础上,分泌物培养阳性。

# 九、骨、关节

## (一) 关节和关节囊感染

**临床诊断**

符合下述两条之一即可诊断。

1. 病人有下列症状或体征中的两项且无其他原因可以解释：关节疼痛、肿胀、触痛、发热、渗出或运动受限。并合并下列情况之一：

(1) 关节液检验发现白细胞。

(2) 关节液的细胞组成及化学检查符合感染且不能用风湿病解释。

(3) 有感染的影像学证据。

2. 外科手术或组织病理学检查发现关节或关节囊感染的证据。

**病原学诊断**

符合下述两条之一即可诊断。

1. 关节液或滑囊活检培养出病原体。

2. 临床诊断的基础上，关节液革兰染色发现病原体。

## (二) 骨髓炎

**临床诊断**

符合下述两条之一即可诊断。

1. 病人有下列症状或体征中的两项且无其他原因可以解释：发热（>38℃），局部肿块、触痛、发热或感染灶有引流物，并有感染的影像学证据。

2. 外科手术或组织病理学检查证实。

**病原学诊断**

符合下述两条之一即可诊断。

1. 骨髓培养出病原体。

2. 在临床诊断的基础上，血液培养出病原体或血液中查出细菌抗体（如流感嗜血杆菌、肺炎球菌），并排除其他部位感染。

## （三）椎间盘感染

**临床诊断**

符合下述三条之一即可诊断。

1. 病人无其他原因解释的发热或椎间盘疼痛，并有感染的影像学证据。
2. 外科手术或组织病理学检查发现椎间盘感染的证据。
3. 手术切下或针吸的椎间盘组织证实有感染。

**病原学诊断**

在临床诊断的基础上，符合下述两条之一即可诊断。

1. 感染部位组织中培养出病原体。
2. 血或尿中检出抗体（如流感嗜血杆菌、肺炎球菌、脑膜炎球菌或B组链球菌），并排除其他部位感染。

# 十、生殖道

## （一）外阴切口感染

经阴道分娩，病人外阴切口感染发生于产后2周内。

**临床诊断**

符合上述规定，并有下述两条之一即可诊断。

1. 外阴切口有红、肿、热、痛或有脓性分泌物。
2. 外阴切口有脓肿。

**病原学诊断**

临床诊断基础上，细菌培养阳性。

**说明：**

1. 外阴切口感染含会阴切开或会阴裂伤缝合术。
2. 切口缝合针眼处有轻微炎症和少许分泌物不属外阴切口感染。

## （二）阴道穹窿部感染

**临床诊断**

符合下述两条之一即可诊断。

1. 子宫切除术后，病人阴道残端有脓性分泌物。
2. 子宫切除术后，病人阴道残端有脓肿。

**病原学诊断**

临床诊断基础上，细菌培养阳性。

**说明：**

阴道穹窿部感染仅指子宫全切术后阴道残端部位。

## （三）急性盆腔炎

**临床诊断**

符合下述两条之一即可诊断。

1. 有下列症状或体征且无其他原因解释，发热、恶心、呕吐、下腹痛或触痛，尿频、尿急或腹泻，里急后重，阴道分泌物增多呈脓性。
2. 后穹窿或腹腔穿刺有脓液。

**病原学诊断**

在临床诊断基础上，宫颈管分泌物细菌培养阳性。

**说明：**

仅限于入院48小时后，或有宫腔侵袭性操作、自然分娩24小时后出院一周内发生者。

## （四）子宫内膜炎

**临床诊断**

发热或寒战，下腹痛或压痛，不规则阴道流血或恶露有臭味。

**病原学诊断**

临床诊断的基础上，宫腔刮出子宫内膜病理检查证实或分泌物细菌培养阳性。

**说明：**

1. 入院时，病人无羊水感染，羊膜破裂时间不超过48小时。

2. 子宫内膜炎仅包括早孕流产、中孕引产、分娩后一周内。

### （五）男女性生殖道的其他感染

**临床诊断**

符合下述两条之一即可诊断。

1. 病人有下列症状或体征中的两项且无其他原因解释：发热、局部疼痛、触痛或尿痛，并有影像学证实或病理学证实。

2. 外科手术或组织病理学发现感染部位脓肿或其他感染的证据。

**病原学诊断**

符合下述两条之一即可诊断。

1. 从感染部位的组织或分泌物中培养出病原体。
2. 临床诊断基础上，血液中培养出病原体。

## 十一、口　腔

**临床诊断**

符合下述三条之一即可诊断。

1. 口腔组织中有脓性分泌物。
2. 通过外科手术或组织病理检查而证实的口腔感染或有脓肿。
3. 临床医生诊断的感染并采用口腔抗真菌治疗。

**病原学诊断**

临床诊断基础上，符合下述五条之一即可诊断。

1. 革兰染色检出病原微生物。
2. 氢氧化钾染色阳性。
3. 黏膜刮屑显微镜检有多核巨细胞。
4. 口腔分泌物抗原检测阳性。
5. IgM 抗体效价达诊断水平或双份血清 IgG 呈 4 倍增加。

**说明：**

原发性单纯疱疹应属于此类感染。

## 十二、其他部位

涉及多个器官或系统，而又不适合归于某系统的感染，通常为病毒感染：如麻疹、风疹、传染性单核细胞增多症；病毒性皮疹也应列入此类，如单纯疱疹、水痘、带状疱疹等。

# 第八部分　医院感染管理控制标准

## （一）医院感染发病率

100张床位以下医院＜7％；100～500张床位的医院＜8％；500张床位以上医院＜10％。

## （二）一类切口手术部位感染率

100张床位以下的医院＜1％；100～500张床位的医院＜0.5％；500张床位以上医院＜0.5％。

## （三）常规物品消毒灭菌合格率

100％。

## （四）医院感染漏报率

＜20％。

## （五）使用中消毒剂

细菌菌落总数应≤100cfu/ml，不得检出致病性微生物。

## （六）无菌器械保存液

必须无菌。

## （七）血液透析系统监测

进水口细菌菌落总数＜200cfu/ml，不得检出致病微生物。
出水口细菌菌落总数＜2000cfu/ml，不得检出致病微生物。

## （八）抗菌药物使用率

力争控制在50％以下。

（九）感染病例标本送检率

力争达到70%。

（十）紫外线灯管照射强度

使用中灯管不低于 $70\mu W/cm^2$，新购进灯管不低于 $90\mu W/cm^2$。

（十一）进入人体无菌组织、器官或接触破损皮肤、黏膜的医疗用品

必须无菌。

（十二）接触黏膜的医疗用品

细菌菌落总数应≤20cfu/g 或 $100cm^2$；不得检出致病性微生物。

（十三）接触皮肤的医疗用品

细菌菌落总数应≤200cfu/g 或 $100cm^2$；不得检出致病性微生物。

（十四）使用中的消毒物品

不得检出致病性微生物。

（十五）污染物品

无论是回收再使用或是废弃的物品，必须进行无害化处理，并不得检出致病性微生物。

（十六）具有传播传染性的医疗垃圾，实验动物尸体，截（切）除的肢体或脏器

必须焚烧处理。

### (十七) 医院污水排放的消毒指标

**医疗卫生机构污水排放的消毒指标**

| 医疗卫生机构类别 | 粪大肠菌群 MPN/L | 肠道致病菌 | 结核杆菌 | 消毒接触时间 (h) | | 总余氯 (mg/L) | |
|---|---|---|---|---|---|---|---|
| | | | | 氯化法 | 二氧化氯法 | 氯化法 | 二氧化氯法 |
| 综合性医疗机构 | ≤900 | 不得检出 | — | ≥1.0 | ≥0.5 | ≥3.5 | ≥2.5 |
| 传染病医疗机构 | ≤900 | — | — | ≥1.5 | ≥0.5 | ≥6.5 | ≥4.0 |
| 结核病医疗机构 | ≤900 | 不得检出 | 不得检出 | ≥1.5 | ≥0.5 | ≥6.5 | ≥4.0 |
| 其他医疗机构 | ≤900 | 不得检出 | — | ≥1.0 | ≥0.5 | ≥3.5 | ≥2.5 |

### (十八) 各类环境空气、物体表面及医护人员手的细菌菌落总数卫生标准

| 环境类别 | 范围 | 标准 | | |
|---|---|---|---|---|
| | | 空气 (cfu/m³) | 物体表面 (cfu/cm²) | 医护人员手 (cfu/cm²) |
| Ⅰ类 | 层流洁净手术室、病房 | ≤10 | ≤5 | ≤5 |
| Ⅱ类 | 普通手术室、产房婴儿室、早产儿室、普通保护性隔离室、供应室无菌区、烧伤病房、重症监护 | ≤200 | ≤5 | ≤5 |
| Ⅲ类 | 儿科病房、注射室、换药室、治疗室、妇产科检查室、化验室、供应室清洁区、急诊抢救室、各类普通病房 | ≤500 | ≤10 | ≤10 |
| Ⅳ类 | 传染科及病房 | — | ≤15 | ≤15 |

以上不得检出乙型溶血性链球菌、金黄色葡萄球菌及其他致病性微生物。在可疑污染情况下进行相应指标的检测。母婴同室、早产儿室、婴儿室、新生儿及儿科病房的物体表面和医护人员手上,不得检出沙门菌。

# 第九部分　医院感染管理相关知识

## 一、名词术语

1. 医院消毒：杀灭或清除医院环境中和媒介物上污染的病原微生物的过程。

2. 媒介物：指人们生活和工作环境中污染了病原微生物的固体、气体和液体物质，也包括污染的人体体表和表浅体腔。

3. 消毒合格：在医院消毒中、消毒后媒介物携带的微生物等于或少于国家规定的标准。若能使人工污染的微生物减少99.9%或使消毒对象上污染的自然微生物减少90%，则为消毒合格。

4. 疫源地消毒：是指对医院内存在着或曾经存在着感染性疾病传染源的场所进行的消毒。其目的是杀灭或清除传染源排出的病原体。

5. 随时消毒：是指对医院存在的疫源地内有传染源存在时进行的消毒。目的是及时杀灭或清除病人排出的病原微生物。传染性病人住院期间进行的病室或床边消毒即为随时消毒。

6. 终末消毒：传染源离开疫源地后进行的彻底消毒。例如医院内的感染症病人出院、转院或死亡后对其住过的病室及污染物品进行的消毒。

7. 预防性消毒：对可能受到病原微生物污染的物品和场所进行的消毒。例如医院的医疗器械灭菌，诊疗用品的消毒，餐具的消毒和一般病人住院期间和出院后进行的消毒等，均为预防性消毒。

8. 消毒剂：能杀灭外环境中感染性的或有害的微生物的化学因子称为消毒剂。

9. 消毒器：能杀灭外环境中感染性的或有害的微生物的消毒器械。

10. 灭菌：杀灭或去除外环境中媒介物携带的一切微生物的过

程。包括致病微生物和非致病微生物，也包括细菌芽胞和真菌孢子。灭菌是个绝对的概念，灭菌后物品必须是完全无菌的。杀灭或清除传播媒介上一切微生物的处理称为灭菌。

11. 灭菌剂：能杀灭外环境中一切微生物（包括细菌芽胞）的化学物质称为灭菌剂。

12. 灭菌器：能杀灭外环境中一切微生物（含细菌芽胞）的灭菌器材称为灭菌器。

13. 无菌检验：检验灭菌后的物品中是否存在活的微生物的一种试验方法。

14. 消毒作用水平：是指消毒、灭菌方法杀灭微生物的种类和作用的大小。可分为下述四类：

（1）灭菌方法：可杀灭外环境中一切微生物的物理、化学方法。属于此类的有：热力灭菌、电离辐射灭菌、微波灭菌、等离子体灭菌等物理灭菌方法和甲醛、戊二醛、环氧乙烷、乙型丙内酯、过氧乙酸、过氧化氢等化学灭菌剂。

（2）高效消毒方法：可以杀灭一切致病性微生物的消毒方法。这类消毒剂应能杀灭一切细菌繁殖体（包括结核杆菌和致病性芽胞菌）、病毒、真菌及其孢子等，对细菌芽胞也有一定的杀灭作用。属于此类的化学消毒剂和物理消毒法有：紫外线及含氯消毒剂、臭氧、二氧化氯、甲基乙内酰脲类化合物和一些复配的消毒剂等。

（3）中效消毒方法：是可以杀灭和去除细菌芽胞以外的各种致病性微生物的消毒方法，包括超声波、碘类消毒剂（碘伏、碘酊等）、醇类、酚类消毒剂等。

（4）低效消毒方法：只能杀灭细菌繁殖体。亲脂病毒的化学消毒剂和通风散气、冲洗等机械除菌法。低效消毒剂有单链季铵盐类消毒剂（新洁尔灭等）、双胍类消毒剂如氯己啶中草药消毒剂和汞、银、铜等金属离子消毒剂等。

15. 医院用品的危险性分类：按照物品污染后造成危害的程度，将其分为如下三类：

（1）高度危险性物品：这类物品是穿过皮肤或黏膜而进入无菌的组织或器官内部的器材，或与破损的组织、皮肤黏膜密切接触的器材和用品，例如，手术器械和用品、穿刺针、输血器材、输液器材、注射的药物和液体、透析器、血液和血液制品、导尿管、膀胱镜、腹腔镜、脏器移植物和活体组织检查钳等。

（2）中度危险性物品：这类物品仅和皮肤黏膜相接触，而不进入无菌的组织内。例如，体温表、呼吸机管道、胃肠道内镜、气管镜、麻醉机管道、压舌板、喉镜、口罩、便器、餐具、茶具等。

（3）低度危险性物品：虽有微生物污染，但一般情况下无害。只有当受到一定量致病菌污染时才造成危害的物品。这类物品和器材仅直接或间接地和健康无损的皮肤黏膜相接触。例如，生活卫生用品和病人、医护人员生活和工作环境中的物品。例如：毛巾、面盆、痰盂（杯）、地面、墙面、桌面、床面、被褥、一般诊断用品（听诊器、听筒、血压计）等。

## 二、消毒灭菌原则

1. 进入人体组织或无菌器官的医疗用品必须灭菌，注射器、针灸针、针头采用一人一针一管，一用一灭菌。接触皮肤黏膜的器械和用品必须消毒。

2. 根据物品性能可使用物理或化学方法消毒灭菌，灭菌首选压力蒸汽、环氧乙烷、干热；消毒首选煮沸、流通蒸汽；化学消毒根据不同情况选用高效、中效、低效消毒剂。

3. 污染医疗器械和物品，应行预消毒，然后清洗，再消毒灭菌。

4. 使用中的消毒剂必须保持有效浓度，定期更换、检测。

5. 医护人员要了解消毒剂的性能、作用、浓度、作用时间、副作用及配制方法。

6. 呼吸机、雾化器的螺旋管、面罩做到一用一消毒，使用中的氧气湿化瓶，每日更换蒸馏水，吸氧管专用，用毕终末消毒，干燥保存。

7. 压力蒸汽灭菌柜做到每月进行生物检测，每晨消毒前进行BD实验，各种灭菌物品都要注明灭菌时间，并粘贴灭菌指示带，无菌包内还应放指示卡。

8. 医护人员必须严格执行各项消毒隔离制度，操作前、后要用消毒液泡手，然后清洗。

9. 地面、桌面做到湿式擦拭，湿式扫床，一桌一巾，一床一巾，用后消毒。拖布做到四固定，并有明显标记，清洗后悬挂放置。

10. 凡疑有特殊感染敷料及废弃物一律放密封黄色塑料袋内焚烧处理。

11. 凡用后的注射用品，经统一回收，指定厂家处理。

## 三、化学消毒剂使用原则

1. 化学消毒剂在使用中应坚持必需、合理、少用的原则。

2. 对医院所用的医疗器械及用品，能采用物理方法的，尽量不用化学法。

3. 凡一次性使用物品，通常不用化学消毒液复用消毒。

4. 医院内常规清洁扫除，无需使用化学消毒法。

5. 两种化学消毒剂性能相近，应以价格——效果作为选择的依据。

6. 使用时应按产品说明配成适当的浓度并准确掌握作用时间。

7. 物品在消毒前应清洗干净。浸泡时应将物品全部淹没在消毒液下，有关节的器械应打开，消毒后使用前必须用无菌生理盐水冲洗干净后再使用。

8. 熟悉化学消毒剂的毒副作用。使用具有腐蚀刺激性的化学消毒剂，应避免直接接触和吸入，必须时戴手套和进行防护。

## 四、化学消毒剂的种类及作用原理

| 分 类 | 种 类 | 举 例 |
|---|---|---|
| 高效消毒剂 | 1. 醛类 | 甲醛、戊二醛 |
| | 2. 烷基化气体 | 环氧乙烷、环氧丙烷 |
| | 3. 过氧化物 | 过氧乙酸、过氧化氢、臭氧 |
| | 4. 含氯化合物 | 漂白粉、次氯酸钙、三氯异氰尿酸钠 |

续表

| 分类 | 种类 | 举例 |
|---|---|---|
| 中效消毒剂 | 5. 含碘化合物 | 碘仿、游离碘 |
|  | 6. 酚类 | 石炭酸、甲酚来苏尔 |
|  | 7. 醇类 | 乙醇、甲醇、异丙醇 |
| 低效消毒剂 | 8. 季铵盐类 | 新洁尔灭、度米芬 |
|  | 9. 酸类 | 乳酸、醋酸、水杨酸 |
|  | 10. 二胍类 | 洗必泰 |
|  | 11. 金属制剂 | 硝酸银、蛋白银 |
|  | 12. 其他 | 高锰酸钾、强氧化高电位酸性水 |

## 五、洗手指征

1. 接触病人前后，特别是在接触有破损的皮肤、黏膜和侵入性操作前后。
2. 进行无菌技术操作前后，进入和离开隔离病房、ICU、母婴室、新生儿病房、烧伤病房、感染性疾病病房等重点部门时，戴口罩和穿脱隔离衣前后。
3. 接触血液、体液和被污染的物品后。
4. 脱手套后。

## 六、洗手方法

用清洁剂认真揉搓掌心、指缝、手背、手指关节、指腹、指尖、拇指、腕部，每步时间不少于10~15秒钟，流动水洗净。

## 七、手消毒指征

1. 进入和离开隔离病房、穿脱隔离衣前后。
2. 接触血液、体液和被污染的物品后。
3. 接触特殊感染病原体后。

## 八、手消毒方法

1. 用快速手消毒剂揉搓双手。
2. 用消毒剂浸泡双手。

## 九、隔离种类

传染病病人是病原携带者，能向体外排出病原体而成为传染源，所以，应根据不同传染病病原体的排出方式与传播途径，采用不同的隔离措施。

### (一) 严密隔离

适用于传染性强或传播途径不明的疾病所采取的隔离措施。如鼠疫、霍乱等烈性传染病。要求病人住单人房间（同病种可住一室），室内物品力求简单并耐消毒，门口挂有醒目标志，禁止探视；进入病室要戴口罩、手套、穿隔离衣、换鞋，不得随意开启门窗；物品一经进病室即视为污染，均应严格消毒处理；室内空气每日消毒 1 次，地面及距地面 2 米以下的墙壁、家具用消毒液每日擦洗 1 次，病人出院或死亡后病室及其一切用物应严格消毒。

### (二) 呼吸道隔离

适用于病原体经呼吸道传播的疾病所采取的隔离方法。如麻疹、白喉、百日咳、流行性脑脊髓膜炎等。要求：同种病人可住一室，但相互间不得借用物品或传阅书籍；接近病人时应戴口罩、帽子和穿隔离衣，并保持干燥；病人到其他科室会诊或治疗时应戴口罩，病人呼吸道分泌物经消毒后方可倒入专用下水道或焚烧，病室内空气每日消毒 1 次。

### (三) 消化道隔离

适用于病原体通过污染食物、食具、手及水源，并经口引起传播的病症所给予的隔离方法。如病毒性肝炎、伤寒、细菌性痢疾等。要求：不同种病人应尽可能分室收住，如同住一室两床相距不少于2米；接触病人时应穿隔离衣，护理不同病种的病人应更换隔离衣，并消毒双手；病人的食具、便器、呕吐物、排泄物须严密消毒；病室地面、家具每日消毒液喷洒或擦拭；病人之间不得接触或交换用物、书报等；病室应有完善的防蝇设施。

### （四）接触隔离

适用于病原体经皮肤或黏膜进入体内的传染病所采取的隔离方法。如破伤风、炭疽、狂犬病等。要求：不同种病人分室收住，不得接触他人；进行治疗护理时必须穿隔离衣，皮肤有破损者，避免伤口换药及护理，必要时戴手套，已被污染的用具和敷料应严格消毒或焚烧。

### （五）昆虫隔离

适用于病原体通过蚊、虱、蚤等昆虫传播的疾病所进行隔离的方法。如流行性乙型脑炎、疟疾、斑疹伤寒等。要求：病室应有严密的防蚊设备；虱传播的疾病，病人要洗澡、更衣并经灭虱处理后方可进入病室。

### （六）床边隔离

适用于普通病区发现的胃肠道传染病人，传染病区暂无床位收住，临时以病床为隔离区的一种隔离方法。要求：床头挂隔离标志；床间相距不小于2米或用屏风隔开；要有专用隔离衣、洗手消毒液、听诊器、体温计，病人之间不得相互接触；病人的各种用物、排泄物、便器等须经消毒处理；病人出院或转院时病室及病床设施应妥善消毒。

### （七）保护性隔离

亦可称为反向隔离。适用于抵抗力低下或易感染的病人，如大面积烧伤病人，早产婴儿、白血病病人及脏器移植病人等所采取的保护性措施，避免由他人（包括医护人员）将病室外的致病菌带进病室内而采用的隔离方法。要求：病人住单间病室，家具及地面每日用来苏水擦拭或 0.2% 漂白粉澄清液做喷洒消毒；接触病人前须洗手，戴口罩、帽子，换鞋并穿清洁隔离衣；患有呼吸道疾病者或咽部带菌者应避免接触病人，病室每日紫外线照射消毒 2 小时，通风换气时注意保暖，以免病人受凉。

### （八）血液、体液隔离

适用于病原体通过血液、体液（引流物、分泌物）等传播的疾病的隔离方法。如肝炎、艾滋病病毒等感染性疾病。要求：注射器、针头、输液器、侵入性导管等须严格按"一人一针一管一巾"的要求，进行各项检查、治疗及护理；若须回收用具应在病室内进行消毒处理，然后送到供应室交换；标本应醒目注明，以引起重视。

## 十、隔离预防的技术

将处于传染期的病人和病原携带者同其他病人分开，或将感染者置于不能传染给他人的条件下，即称之为隔离（isolation）。隔离的目的是切断感染链中的传播途径。

（1）隔离标志：隔离区（室）必须有明显的隔离标志，以提醒工作人员。病人必须遵守隔离的规章制度，用品等也应有隔离标志，以防不慎造成污染。

（2）坚持洗手和手消毒制度：洗手是预防感染的最简单、最有效、最重要的技术，必须认真坚持。进入和离开隔离病房，穿脱隔离衣前后，接触污染的标本和物品后，即使操作时戴着手套，也应用快速消毒剂消毒双手。

（3）口罩及护目镜的应用：隔离效果较好的口罩有 N－95 口罩和外科口罩，只能一次使用，湿了就无效。口罩应盖住口鼻部，不要触摸口罩和目镜，不能挂在颈上反复使用。护目镜每次用后均应清洗消毒。

（4）帽子、手套和鞋套的应用：帽子可以防止灰尘及病原微生物附着在头发上，避免造成污染。帽子要将头发全部遮住，保持清洁，每日清洗更换。手套可以防止病人身上的微生物感染医务人员，并可避免造成医源性感染。摘鞋套后一定要清洗、消毒双手。

(5) 防护服的应用：工作人员在工作中要注意个人防护，必需穿着防护服，严格遵守操作规程和消毒制度，以防受到感染。全套的防护服包括：连身服、帽子、防护眼镜、12层纱布口罩或滤材口罩（N-95口罩）、橡皮手套、长鞋套。

## 十一、传染病区设计原则和工作制度

### （一）传染病区设计原则

1. 总体设计原则：传染病病区应设在单独的区域，设隔离病室、医疗办公室、值班室、治疗室、辅助诊断科室、药房、工作人员卫生通过间及内外走廊。严格划分清洁区、半污染区和污染区；分别划定患者和工作人员行走路线（人流）和医疗用品、清洁衣物、患者污物和医疗废弃物等（物流）的运输路线。工作区内最好安装感应式洗手设备和非接触式手消毒机。从病房出来的一切排泄物、污物及污水必须经过消毒处理，才允许排入下水道或运出处理。

2. 隔离病室：要各自独立。应有患者专用的厕所、浴室及物品存放柜等。室内配备必要的除菌消毒设施，如紫外线灯、空气消毒洁净装置、快速手消毒剂等。隔离室间的墙壁不得相通。各病室间通风管道不要相互连通，最好使用机械通风设备和单体空调。

3. 出入口和路线：为减少传染病传播的机会，传染病区必须分别设工作人员和患者出入口和路线。工作人员在清洁区穿戴好防护设备进入半污染区、污染区；出污染区时应首先脱掉防护服再进入半污染区，然后经过卫生通过区进入清洁区。患者活动区、污染区、辅助医疗部门，此为污染路线，供病人住院期间出入及污物转移通道。

### （二）工作制度

1. 污染区：指被传染源直接污染的场所和区域，范围有隔离病室、走廊、治疗室、辅助诊疗科室、厕所、污物间、医疗废弃物贮藏室等，这些区域为病人诊疗、护理、生活休养及污物处理场所。

2．半污染区：指可能被传染源间接污染的场所和区域，如工作人员卫生通过间、医护办公室等，为工作人员医疗活动场所，应尽可能减少污染。

3．清洁区：指凡未被传染源直接或间接污染的区域场所。工作人员休息室、厕所、药房等应绝对保持清洁无病原体污染。

各区域间的交界处用门或墙隔开并有明确提示标志，包括医护人员穿、脱、扔防护用品的提示。

4．污染区工作制度

（1）病人最好单间；同一病种患者可安排在同一病室，但床间距应保持>1米，以免相互之间飞沫传播。应关闭门窗，病室间空气不得相通。空气消毒24小时不少于3次，注意通风换气，但不能将空气排入病区内。

（2）进入污染区的工作人员应穿防护服、戴帽子、防护镜、口罩、手套和鞋套。离开时脱去这些穿戴，并消毒双手，卫生通过后更衣方可离去。

（3）工作人员和患者必须严格遵守人流和物流路线。

（4）室内一切物品固定专用，并视为已经污染，不得带出污染区。各区域间的用品不得挪动或混用，并定期消毒。在污染区使用的医疗用品尽可能选择一次性用品，用双层塑料袋密闭包装后焚烧。

（5）病人不能离开隔离病室，如必须移出时应戴口罩及覆盖，以免转移过程中污染环境和别人。

（6）禁止探视和陪住。

（7）病人的排泄物、呕吐物和分泌物要严格消毒。

（8）病人解除隔离、出院或死亡后，室内一切用具应在室内严格分类进行终末消毒、灭菌处理。解除隔离病人的物品也必须经严格消毒后方可带出。

# 十二、疫源地的处理

## (一) 细菌性痢疾

细菌性痢疾的病原体为痢疾杆菌。主要传染源为痢疾患者和病原体携带者。可由含病原体的粪便直接或间接污染的水、食物、饮料及手等，经粪—口途径传播，也可经由携带该类病原体的苍蝇、蟑螂等污染食物而传播。痢疾杆菌在外环境中的抵抗力强，如在水中可存活 90 天以上，但对理化消毒因子的抵抗力较低。

常用消毒方法

1. 地面、墙壁、门窗：对细菌繁殖体和病毒的污染，用 0.2%～0.5% 过氧乙酸或 1000mg/L～2000mg/L 有效氯的消毒剂溶液喷雾。地面消毒先由外向内喷雾 1 次，喷药量为 200ml/m²～300ml/m²，待室内消毒完毕后，再由内向外重复喷雾一次。作用时间应不少于 60 分钟。有芽胞污染时应用 0.5%～1.0% 过氧乙酸溶液或 30000mg/L 有效氯含氯消毒剂进行喷洒。喷洒量与繁殖体污染时相同，作用时间不少于 120 分钟。

2. 衣服、被褥：被细菌繁殖体或病毒污染时，耐热、耐湿的纺织品可煮沸消毒 30 分钟，或用流通蒸汽消毒 30 分钟，或用 250mg/L～500mg/L 有效氯含氯消毒剂浸泡 30 分钟；不耐热的毛衣、毛毯、被褥等，可采用过氧乙酸熏蒸消毒。熏蒸消毒时，将欲消毒衣物悬挂室内（勿堆集一处），密闭门窗，每立方米用 15% 过氧乙酸 7ml（1g/m³），放置瓷或玻璃容器中，加热熏蒸 1～2 小时。被细菌芽胞污染时，也可采用过氧乙酸熏蒸消毒。用药量为每立方米 15% 过氧乙酸 20ml（3g/m³）；或被消毒物品置环氧乙烷消毒柜中，用环氧乙烷气体（800mg/L）消毒 4～6 小时；或用高压灭菌蒸汽进行消毒。

3. 病人的排泄物和呕吐物：稀薄的排泄物和呕吐物，每 1000ml 可加漂白粉 50g 或 20000mg/L 有效氯含氯消毒剂溶液 2000ml，搅匀放置 2 小时。无粪的尿液每 1000ml 加入漂白粉 5g 或 10000mg/L 有效氯含氯消毒剂溶液 100 ml 混匀放置 2 小时。成型粪便不能用干漂白粉消毒，可用20％漂白粉乳剂（含有效氯5％）或50000mg/L有效氯含氯消毒剂溶液2份加于1份粪便中，混匀后，作用2小时。

4. 餐（饮）具：首选煮沸消毒15～30分钟，或流通蒸汽消毒30分钟。也可用0.5％过氧乙酸溶液或250mg/L～500mg/L有效氯含氯消毒剂溶液浸泡30分钟后，再用清水洗净。

5. 食物：瓜果、蔬菜类可用0.2％～0.5％过氧乙酸溶液浸泡10分钟，或用12mg/L臭氧水冲洗60～90分钟。病人的剩余饭菜不可再食用，煮沸30分钟，或用20％漂白粉乳剂、50000mg/L有效氯含氯消毒剂溶液浸泡消毒2小时后处理。也可焚烧处理。

6. 盛排泄物或呕吐物的容器：可用5000mg/L有效氯含氯消毒剂溶液，或0.5％过氧乙酸溶液浸泡30分钟，浸泡时，消毒液要漫过容器。

7. 家用物品、家具、玩具：可用0.2％～0.5％过氧乙酸溶液或1000mg/L～2000mg/L有效氯含氯消毒剂进行浸泡、喷洒或擦洗消毒。布制玩具尽量做焚烧处理。

8. 纸张、书报：可采用过氧乙酸或环氧乙烷气体熏蒸（消毒剂量和方法同2），无应用价值的纸张、书报焚烧。

9. 运输工具：车、船内外表面和空间，可用0.5％过氧乙酸溶液或10000mg/L有效氯含氯消毒剂溶液喷洒至表面湿润，作用60分钟。密封空间，可用过氧乙酸溶液熏蒸消毒。对细菌繁殖体的污染，每立方米用15％过氧乙酸7ml（1g/m³），对细菌芽胞的污染用20ml（3g/m³）蒸发熏蒸消毒2小时。对密闭空间还可用2％过氧乙酸进行气溶胶喷雾，用量为8ml/m³，作用60分钟。

10. 垃圾：可燃物质尽量焚烧，也可喷洒10000mg/L有效氯含氯消毒剂溶液，作用60分钟以上。消毒后深埋。

11. 厕所：厕所的四壁和地面的消毒方法同1。粪坑内的粪便可按粪便量的1/10加漂白粉，或加其他含氯消毒剂干粉或溶液（使有效氯作用浓度为20000mg/L），搅匀作用12～24小时。

12. 手与皮肤的消毒：用0.5％碘伏溶液（含有效碘5000 mg/L）或0.5％氯己定醇溶液涂擦，作用1～3分钟。也可用75％乙醇溶液浸泡1～3分钟。必要时，用含有效氯250mg/L～500mg/L消毒剂溶液浸泡消毒，或用 0.2%过氧乙酸棉球、纱布块擦拭。

13. 病人尸体：可用 0.5%过氧乙酸溶液浸湿的布单严密包裹，口、鼻、耳、肛门、阴道要用浸过 0.5%过氧乙酸的棉球堵塞后尽快火化。

14. 对水的消毒可按《疫源地消毒技术规范》4、5、16 所列方法进行。

15. 本病疫点消毒主要使用含氯消毒剂与过氧乙酸等高效消毒剂。对部分消毒对象有时也可用中、低效消毒剂。

16. 在消毒的同时应开展防蝇及灭蟑螂的工作。

## （二）艾滋病

艾滋病病原体为人免疫缺陷病毒（HIV），主要通过性接触传播（同性或异性间）、血液传播（输液、使用血制品及静脉吸毒）和母婴传播。日常生活接触，如同桌进餐、共同浴具、握手、拥抱等不会感染艾滋病。离体后的 HIV 抵抗力很弱，几乎所有的消毒剂在短时间内均可将其灭活。

当环境和生活用品或医疗器械被感染者的血液、性分泌物和其他体液污染时，应随时进行消毒。病人迁移或死亡后应进行终末消毒。

消毒方法

1. 感染者和病人流出的血液、性分泌物和炎性分泌物，应就地进行消毒后再做清洁处理。消毒时，应以漂白粉剂将流出的体液全部覆盖，或用含氯消毒剂溶液（含有效氯 1000mg/L）或 0.5%过氧乙酸溶液作用 15~30 分钟。对血液污染的物品，应煮沸 15 分钟，或浸泡于含氯消毒剂溶液（含有效氯 1000mg/L），或 0.5%过氧乙酸溶液中作用 15~30 分钟。

2. 废弃的血液污染物品，如卫生巾、卫生护垫、卫生纸等可予焚烧，或经消毒液浸泡消毒后再按生活垃圾处理。

3. 对地面、墙壁、家用物品、家具、玩具、衣服、被褥、餐（饮）具等的消毒按细菌性菌痢消毒中的规定进行。

4. 对手与皮肤的消毒可按细菌性菌痢消毒 12 中的规定进行。

5. 感染者和病人粪便应按细菌性菌痢消毒 3 中的规定进行消

毒处理。

6. 病人尸体可按细菌性痢疾消毒13中的规定进行。

7. 排泄物容器的消毒可按细菌性菌痢消毒6中的规定进行。抽水马桶盖可用含氯消毒剂溶液（含有效氯500mg/L）或0.2％过氧乙酸溶液擦拭消毒。

8. 运输工具可按细菌性菌痢消毒9中的规定进行。

9. 发现抗-HIV阳性血液及血制品时，应尽快彻底焚烧，对储存此类物品的冰箱、冷库解冻后的冰水可用含氯消毒剂溶液（含有效氯1000mg/L）按1∶1的比例混匀，作用30分钟后排放。冰箱、冷库内外壁，可用乙醇、苯扎溴铵等擦拭消毒。

10. 对实验室污物的处理，可将用过的针头、注射器、输液管、酒精棉球、棉签、橡胶手套、橡胶管与其他污物装入桶中，浸以1000mg/L有效氯含氯消毒剂溶液消毒，作用30分钟以上。必要时可彻底焚烧，焚烧后的灰烬按一般垃圾处理。

注意事项

1. 向生殖器官喷涂消毒剂不能有效预防在性生活中感染艾滋病。

2. 处理污物时，严禁用手直接抓取污物，尤其是不能将手伸入到垃圾袋中向下压挤废物，以免被锐器刺伤。

3. 在运送阳性标本途中，应携带消毒剂，以备意外。

### （三）流行性出血热

流行性出血热（简称出血热）是一种自然疫源性疾病，主要病原体为汉坦病毒。人普遍易感，动物感染后一般不发病，为健康状态携带病毒。

出血热具有多宿主性，在我国主要传染源有野栖为主的黑线姬鼠和家栖为主的褐家鼠，通常情况下病人成为传染源的情况很少。出血热可经鼠咬或革螨、恙螨、蚤、蚊叮咬传播，也可垂直传播，还可经感染动物的排泄物（尿、粪）、分泌物（唾液）和血污染空气、尘埃、食物和水后再经呼吸道、消化道、伤口接触感染给人。

消毒方法

1. 对发热期病人的排泄物、分泌物、血、病人的便器、衣物、被褥、餐（饮）具、生活用具、污染食物等的消毒，可按细菌性痢疾消毒1、2、3、4、5、6、7项进行消毒处理。

2. 空气：房屋经密闭后，对细菌繁殖体和病毒的污染，每立方米用15%过氧乙酸溶液7ml（1g/m³），对细菌芽胞的污染，也可采用20ml（3g/m³），放置瓷或玻璃器皿中，加热蒸发，熏蒸2小时，即可开窗通风，或以2%过氧乙酸溶液（8ml/m³）气溶胶喷雾消毒，作用30～60分钟。

3. 疫点室内、庭院，有鼠隐蔽、栖息场所的地面和杂物堆，用10000mg/L有效氯含氯消毒剂或0.5%过氧乙酸，按100～200ml/m²喷洒消毒。

4. 对发热期病人和疫鼠的排泄物、分泌物、血及其污染物污染的伤口，或被鼠咬伤的伤口，用0.5%碘伏消毒。

5. 疫区应开展杀虫、灭鼠。搜集的鼠尸和染疫的实验动物，应就近火焚或掩埋地下。

### （四）甲型肝炎和戊型肝炎

此两型肝炎的病原体分别为甲型肝炎病毒与戊型肝炎病毒，其传播途径均是粪—口传播为主，亦见有经血或密切接触感染者，粪便污染食物或水源可造成流行，食用生的污染贝类，如牡蛎、蛤贝与毛蚶，也可受感染。

消毒方法

1. 对室内地面、墙壁、家具表面、衣物、被褥、病人的排泄物、呕吐物及其容器、餐(饮)具、食物、家用物品、家具、纸张、书报、运输工具、厕所与垃圾等的消毒，可按细菌性痢疾消毒2、3、4、5、6、7、8、9、10、11项所列方法进行。

2. 对手与皮肤的消毒，可按细菌性痢疾消毒12所列方法进行。需要时，也可使用中效消毒剂。

3. 病人尸体：可按细菌性痢疾13所列方法进行。

4. 对水的消毒可按《疫源地消毒技术规范》4、5、16所列方法进行。

5. 在消毒的同时应开展防蝇及灭蟑螂的工作，具体方法参考有关规定。

### (五) 乙型肝炎、丙型肝炎、丁型肝炎

此 3 型肝炎的病原体分别为乙型肝炎病毒、丙型肝炎病毒、丁型肝炎病毒。这 3 型肝炎病毒均主要经血液传播（输血、使用血制品、静脉吸毒、通过诊疗器械等），此外，亦可经日常生活中的密切接触传播。

消毒方法

1. 对感染者和病人流出的血液与性分泌物应就地进行消毒后再做清洁处理。消毒时应以漂白粉剂将流出的体液全部覆盖，或用含氯消毒剂溶液（含有效氯 1000mg/L）或 0.5％过氧乙酸溶液作用 15～30 分钟。对血液污染的物品，应煮沸 15 分钟，或浸泡于含氯消毒剂溶液（含有效氯 1000mg/L），或 0.5％过氧乙酸溶液作用 15～30 分钟。

2. 对地面、墙壁、家用物品、家具、玩具、衣服、被褥、餐（饮）具的消毒，按细菌性痢疾消毒 1、2、4、7 中的规定进行。

3. 对手与皮肤的消毒可按细菌性痢疾消毒 12 中的规定进行。

4. 病人尸体：可按细菌性痢疾消毒 13 所列方法进行。

5. 对运输工具：可按细菌性痢疾消毒 9 所列方法进行。

6. 发现 HBV、HCV 阳性血液及血制品，应尽快彻底焚烧。对贮存此类物品的冰箱、冷库解冻后的冰水可用含氯消毒剂溶液（含有效氯 2000mg/L），按 1：1 的比例混匀，作用 30 分钟后排放。冰箱、冷库内外壁，亦可用上述含氯消毒剂进行擦拭消毒。

7. 对实验室污物的处理，可将用过的针头、注射器、输液管、酒精棉球、棉签、橡胶手套、橡胶管与其他污物装入桶中，浸以含氯消毒剂溶液（含有效氯 1000mg/L）消毒。必要时可彻底焚烧。焚烧后的灰烬按一般垃圾处理。

注意事项

1. 处理污物时，严禁用手直接抓取污物，尤其是不能将手伸入到垃圾袋中向下压挤废物，以免被锐器刺伤。

2. 在运送阳性标本途中，应携带消毒剂，以备意外。

# 十三、医院常用器材消毒灭菌方法

| 类别 | | 物品名称 | 消毒灭菌方法 | 备注 |
|---|---|---|---|---|
| 高危险性物品 | 金属器械 | 外科手术器械镊、钳、剪等，口腔科器械 | ①高压灭菌<br>②2%戊二醛浸泡10小时 | 1. 顺序选择<br>2. 戊二醛消毒后必须用无菌水冲洗干净方可使用<br>3. 甲醛氧化法必须在消毒柜内进行，熏蒸后的物品需等气味散发后方可使用<br>4. 经环氧乙烷灭菌后的物品，必须按要求驱散残留气体 |
| | | 针头、探针等 | 高压灭菌 | |
| | 橡硅胶类 | 各种插管、导管、引流条等 | ①环氧乙烷灭菌<br>②甲醛氧化法熏蒸 | |
| | 玻璃类 | 引流瓶、注射器、玻璃接头等 | 高压灭菌 | |
| | 精密仪器 | 腹腔镜、关节镜、膀胱镜等 | ①2%戊二醛浸泡10小时<br>②环氧乙烷灭菌 | 任选一种 |
| | | 各类内镜活检钳 | ①高压灭菌<br>②2%戊二醛浸泡10小时 | 顺序选择 |
| | 搪瓷类 | 换药碗、弯盘等 | 高压灭菌 | |
| | 塑料类 | 三通接头、引流瓶、各种导管等 | ①环氧乙烷灭菌<br>②甲醛氧化法熏蒸 | |
| | 布衣 | 手术敷料等 | 高压灭菌 | |
| 中度危险性物品 | 精密仪器 | 呼吸机、麻醉机、管道和附件、喷雾器 | ①用清洗消毒机<br>②2%戊二醛浸泡<br>③环氧乙烷熏蒸 | 顺序选择 |
| | | 胃镜<br>支气管镜<br>直肠镜等 | ①用清洗消毒机<br>②2%戊二醛浸泡 | 顺序选择 |
| | 玻璃类 | 体温计 | ①含氯消毒液浸泡<br>②0.5%过氧乙酸浸泡 | 消毒后冲洗擦干备用，两种方法任选一种 |

续表

| 类别 | 物品名称 | 消毒灭菌方法 | 备 注 |
|---|---|---|---|
| | 外用玻璃接管盛消毒液容器等 | ①高压灭菌<br>②煮沸消毒<br>③含氯消毒液浸泡<br>④0.5%过氧乙酸消毒液浸泡 | 4种方法任选一种 |
| 中度危险性物品 | 搪瓷类 灌肠筒 | ①高压灭菌<br>②含氯消毒液浸泡 | 顺序选择 |
| | 搪瓷类 便器 | 含氯消毒液浸泡 | |
| | 搪瓷类 污物桶 | 含氯消毒液浸泡 | |
| | 金属器械 窥阴器等 | ①高压灭菌<br>②煮沸消毒 | 顺序选择 |
| | 橡胶类 胃管、热水袋、气圈、止血带、血压计袖带等 | ①含氯消毒液浸泡消毒或擦拭<br>②0.2%过氧乙酸溶液浸泡或擦拭<br>③甲醛氧化法熏蒸 | 3种方法任选 |
| | 棉布类 扫床巾、抹布、血压计袖带等 | 含氯消毒液浸泡 | |
| | 棉布类 被服 | ①高压灭菌<br>②煮沸消毒<br>③被服消毒机消毒<br>④热的含氯消毒液浸泡 | 明确传染病人用过的被服选①②③,大量消毒宜采用④ |
| | 塑料类、其他 氧气湿化瓶及管道 | ①含氯消毒液浸泡<br>②甲醛氧化法熏蒸 | 消毒冲洗后呈干燥状态备用,两种方法任选 |
| | 塑料类、其他 服药杯 | ①含氯消毒液浸泡<br>②75%酒精 | 两种方法任选 |
| | 塑料类、其他 压舌板 | ①高压灭菌<br>②含氯消毒液浸泡 | 顺序选择 |
| | 塑料类、其他 听诊器、手电筒 | 含氯消毒液擦拭 | |

续表

| 类别 | 物品名称 | 消毒灭菌方法 | 备注 |
|---|---|---|---|
| 低度危险性物品 | 地板、墙壁、运输工具（如平车）等 | 平时保持清洁，定期用含氯消毒液擦拭 | |
| | 床垫、棉絮 | 日光曝晒<br>床单位臭氧消毒器消毒 | 任选一种 |

## 十四、传染病学与医院感染学的区别

| | 传染病学 | 医院感染学 |
|---|---|---|
| 病原学 | | |
| 　病原学 | 典型致病菌 | 条件致病菌为主 |
| 　病原学诊断 | 易于判定 | 不易断定 |
| 流行病学 | | |
| 　传染源 | 外源性 | 内源性＋外源性 |
| 　传播方式 | 常见途径<br>（如空气、水、食物） | 常为特殊方式<br>（如插入性操作等） |
| 　感染对象 | 健康人群 | 病人，尤其免疫低下人群 |
| 　暴发频率 | 多而明显 | 少而不明显 |
| 　传染性 | 高 | 低 |
| 　隔离意义 | 病源性隔离<br>（保护外界易感人群） | 保护性隔离<br>（保护病人本人） |
| 临床疾病学 | | |
| 　临床表现 | 单纯和典型 | 复杂和不典型 |
| 　诊断 | 临床和流行病学分析可确诊 | 需要微生物学定性、定量、定位分析 |
| 　治疗 | 较易 | 较难 |
| 　预防 | 免疫注射 | 执行消毒隔离制度 |

## 十五、手术切口的分类

| 切口等级 | 写法 | 意义 |
|---|---|---|
| Ⅰ级切口 | Ⅰ/甲 | 无菌切口，切口愈合良好 |
| | Ⅰ/乙 | 无菌切口，切口愈合欠佳（有轻度感染） |
| | Ⅰ/丙 | 无菌切口，切口化脓 |
| Ⅱ级切口 | Ⅱ/甲 | 沾染切口，切口愈合良好 |

续表

| 切口等级 | 写法 | 意义 |
|---|---|---|
| | Ⅱ/乙 | 沾染切口，切口愈合欠佳（有轻度感染） |
| | Ⅱ/丙 | 沾染切口，切口化脓 |
| Ⅲ级切口 | Ⅲ/甲 | 感染切口，切口愈合良好 |
| | Ⅲ/乙 | 感染切口，切口愈合欠佳（有轻度感染） |
| | Ⅲ/丙 | 感染切口，切口化脓 |

## 十六、采样方法和监测

1. 空气采样方法：

（1）重点科室：手术室、产房、婴儿室、导管室、供应室的无菌室、治疗室、换药室等每月监测一次。

（2）采样时机：消毒处理后，医疗处置之前。

（3）布点高度：80～150cm。

（4）采样布点：≤30m² 房间，设里、中、外对角线三点，里外两点要求距墙垂直1米。≥30m² 房间，东、西、南、北、中五点，四角点距墙1米。平皿直径9cm，暴露5分钟（打开时平皿盖应扣放），盖好立即送检。

2. 医务人员手的采样及检查方法

（1）采样时机：接触病人、从事医疗活动之前。

（2）采样方法：五指并拢采双手曲面，用沾有无菌生理盐水的棉拭子，从指根到指尖，每个手指各涂擦两次（一只手涂抹面积约30cm²），并随之转动采样棉拭子，将被手污染部分剪下，其余投入5ml加有中和剂的无菌生理盐水（或有中和剂的肉汤）试管内，立即送检，（化验单上应注明双手）。

3. 物品和环境表面采样方法

（1）采样时机：在消毒处理后进行采样。

（2）采样方法：将5cm×5cm的灭菌规格板，放在被检物表面，根据物体表面的大小，连续采样1～4个，用沾有无菌生理盐水的棉拭子，在规格板内均匀涂擦10次，并随之转动采样棉拭子，将被污染部分剪下，其余投入 5ml 无菌生理盐水试管内，立即送检。

（3）抽样调查物品和环境表面污染程度的采样方法同 3.（2）。较小的被检物，采样时可涂抹整个物体，采样试管内不用加中和剂。采集浸泡消毒器械表面时采样试管可因消毒剂的种类加上不同中和剂。

（4）消毒液的监测：抽样调查消毒液是否被污染，用无菌注射器吸取消毒液 1ml，加入 5ml 含有相应中和剂的采样管内混匀，即送检。结果：染菌量 $<100$ cfu/ml，无致病菌。无菌器械保存液必须无菌。

## 十七、紫外线强度简易测定法

化学指示卡的测定方法为：将被测紫外线灯打开 5 分钟后，将指示卡的正面朝向紫外线灯，于灯管中心点距离 1 米处，照射 1 分钟，涂料块会由黄色变为暗紫色，与标准色块比较，记录下紫外线灯辐射强度 $\geqslant$ 或 $\leqslant 70\mu W/cm^2$ 或 $\geqslant 90\mu W/cm^2$ 根据国家消毒技术规范规定，医院常用 30W 紫外线灯出厂强度应 $\geqslant 90\mu W/cm^2$，使用中的紫外线灯辐射强度应 $70\mu W/cm^2$。使用注意事项为：

1. 紫外线灯辐射强度指示卡只适合于常规监测。
2. 指示卡只能在监测当时读值并及时记录，随后色块将会褪色。
3. 未用完的指示卡要用黑相纸包好，要避光、防潮，最好放入 4℃ 冰箱保存。

## 十八、临床微生物标本采集与送检规范

### （一）医院感染标本的采集和运送基本原则

1. 发现医院感染应及时采集微生物标本做病原学检查，三级医院微生物标本送检率力争不应低于 70％。
2. 尽量在抗菌药物使用前采集标本。

3. 标本采集时应严格执行无菌操作，减少或避免机体正常菌群及其他杂菌污染。

4. 标本采集后立即送至实验室，床旁接种可提高病原菌检出率。

5. 以棉拭子采集的标本如咽拭、肛拭或伤口拭子，立即送检。

6. 盛标本容器须经灭菌处理，但不得使用消毒剂。

7. 送检标本应注明来源和检验目的，使实验室能正确选用相应的培养基和适宜的培养环境，必要时应注明选用何种抗菌药物。

## （二）常见医院感染标本送检方法

1. 血液与骨髓

（1）通常采血部位为肘静脉。疑似细菌性心内膜炎时，以肘动脉或股动脉采血为宜。切忌在静滴抗菌药物的静脉处采取血标本。

（2）采血部位的局部皮肤应严格消毒。将采集的血液注入血培养基前，应更换针头或过火消毒针头。血培养瓶应在避光室温中保存，不必置冰箱保存。

（3）每次采血量成人 5～10ml，婴幼儿 1～5ml，培养基与血液之比以 10∶1 为宜，以稀释血液中的抗生素、抗体等杀菌物质。

（4）怀疑菌血症应尽早采血，体温上升阶段采血可提高阳性率，但要防止因等待而延误时机。对已用抗菌药物而又不能停药者，可在下次用药前采血。

（5）每例至少采血两次，间隔 0.5～1 小时，以利于提高阳性率和区分感染菌与皮肤污染菌。

（6）对疑为细菌性骨髓炎或伤寒病人，在病灶部位或髂前（后）上棘处严格消毒后抽取骨髓 1ml 做增菌培养。

2. 尿液

（1）中段尿：女性采样前应先用肥皂水或 0.1％高锰酸钾溶液冲洗外阴部及尿道口；男性须翻转包皮冲洗，用 0.1％新洁尔灭消毒尿道口，灭菌纱布擦干后收集标本。

（2）导尿管导尿采样可减少污染。对留置导尿者，可用碘酒消毒尿道口处的导尿管壁，用空针细针头斜穿管壁抽吸尿液，或消毒后解开接口，弃去导尿管前段尿、留无污染的膀胱内尿液数毫升送检。不可从集尿袋的下端管口留取标本。

（3）尿厌氧菌培养，或婴幼儿中段尿采集困难，或培养结果与病情不符时，可经耻骨上皮肤穿刺采集无污染的膀胱内尿液。

（4）送检标本以晨起第一次尿液为佳。

（5）室温下尿标本耽搁稍久，可致尿内细菌浓度明显增加而影响病原菌与污染菌的区分。不能立即送检者，可暂存4℃冰箱。

3．痰液

（1）咳痰：清水反复漱口后用力咳嗽，从呼吸道深部咳出新鲜痰液于无菌容器送检。痰量极少者可用45℃ 10％氯化钠液雾化吸入导痰。

（2）对咳嗽乏力或昏迷病人，可用吸痰管经鼻腔或口腔抵达气管腔内吸引痰液。用纤维支气管镜可直接在病灶部位采集高浓度的感染病原菌，但不能完全避免咽喉部正常菌群污染。

（3）双侧肺部感染伴人工气道如气管切开或气管插管者，可用吸痰管经人工气道估插至肺支气管水平吸引痰液。

（4）对重症、难治或伴免疫抑制、或疑似厌氧菌引起的医院内肺部感染可采用环甲膜穿刺经气管吸引（TTA）、经胸壁穿刺肺吸引（LA）、经纤维支气管镜或人工气道做防污染双套管毛刷（PSB）或防污染支气管肺泡灌洗（PBAL）采集无口咽部菌群污染的痰液，进行精确的感染病原学诊断。

（5）痰标本不能及时送检者，可暂存4℃冰箱。室温下延搁数小时，定植于口咽部的非致病菌呈过度生长，而肺炎球菌、葡萄球菌和流感杆菌检出率则明显下降。

4．伤口、烧伤创面与脓液

（1）无菌生理盐水擦洗病灶表面后用棉拭子取病灶深部的脓液和分泌物，置运送培养基内送检。

（2）对未溃破的脓肿宜用碘酒、酒精消毒皮肤后，以无菌注射器抽取脓液送检；也可于切开排脓时用无菌棉拭子采样。

5．粪便

（1）排便后，挑取有脓血、黏液部分的粪便约2～3g（克）（液状粪便则取絮状物），盛于灭菌广口瓶或蜡纸盒送检。用棉拭挑取粪便插入Cnry—BLair运送培养基或pH7.0的磷酸盐甘油中送检，可提高病原菌检出率.

（2）对不易获取粪便者或婴幼儿，可用直肠拭子（又称肛拭）采集。将拭子前端用无菌甘油水湿润然后插入肛门约4~5cm（幼儿约2~3cm）处，轻轻旋转擦取直肠表面黏液后退出置运送培养基内送检。

6．咽拭、口腔拭子

（1）病人清水漱口后，由检查者将其舌外拉使悬雍垂尽可能向外牵引，棉拭子越过舌根到咽后壁或悬雍垂的后侧，反复擦拭数次，插入运送培养基。棉拭子应避免触及舌、口腔黏膜和唾液。

（2）对化脓性扁桃体炎或口腔念珠菌病，用棉拭子在病灶部位擦拭数次即可。

7．浆膜腔积液、脑脊液

（1）浆膜腔积液包括胸水、腹水如心包液、关节液和鞘膜液等，以严格无菌操作抽取数毫升液体置无菌试管或小瓶送检。对易自凝的标本可添加抗凝剂。

（2）严格无菌操作下采取脑脊液数毫升于无菌试管。标本采集后应立即送检，以防细菌死亡。疑似有脑膜炎奈瑟菌时，应注意保暖，不可置冰箱保存。

8．生殖道标本

（1）根据不同感染种类和病变特征采集不同的标本。采集尿道标本时，先用生理盐水局部清洗，以无菌棉拭子插入尿道口1~2cm停留十余秒钟。轻轻旋转拭子后退出。

（2）对外阴部糜烂、溃疡者，生理盐水清洗后用棉拭子擦取病灶边缘的分泌物。

（3）阴道和宫颈口分泌物须在窥阴器下用长棉拭采集。

（4）子宫内分泌物需用无菌导管抽取，导管外套一层保护膜，插入子宫后再刺穿该膜予负压吸引，可减少阴道菌群污染。

（5）女性盆腔脓肿，应在阴道局部消毒后，由直肠子宫凹陷处进针抽取。

（6）前列腺液需进行前列腺按摩获取。

9．组织标本

（1）表浅的感染组织和各种窦道标本可用棉签擦拭、小刀刮取、穿刺抽吸或手术切除。对窦道和瘘管应深部刮取管壁组织。

(2) 深部组织标本可经皮肤穿刺采集或手术切取。标本置无菌容器并加少量生理盐水以保湿度,或置肉汤增菌液,或置血平皿送检。

(3) 尸检标本应于死后 20 小时内采取,以防肠道等菌群侵入引起污染。

(4) 做病原体分离的组织标本,不可用福尔马林固定。疑有污染的较大的组织块,可用烧红的烙铁烧灼其表面或置沸水中 5~10 秒钟使表面变白消除污染后,再用无菌器械切开组织,取中央部位组织送检。

10. 静脉导管

(1) 从病人体内拔出静脉插管,用无菌技术剪去导管体外部分。体内段导管立即置于平皿上做滚动涂布接种。不能作床旁接种者,将导管置含有少量生理盐水的无菌试管内送检。

(2) 也可将剪下的导管体内段置肉汤增菌液或用于血培养液内,但不能区分导管感染菌与少量的定植菌。

# 十九、内镜的清洁、消毒与灭菌

## (一) 内镜按消毒与灭菌方法分类

1. 凡进入人体无菌组织、器官或者经外科切口进入人体无菌腔室的内镜,如:腹腔镜、关节镜、脑室镜、膀胱镜、宫腔镜等,以及穿破黏膜的内镜附件,如:活检钳、高频电刀等必须灭菌。

2. 凡进入人体消化道、呼吸道等与黏膜接触的内镜,如喉镜、气管镜、支气管镜、胃镜、肠镜、乙状结肠镜、直肠镜等,用前达到高水平消毒。

## (二) 内镜清洗消毒操作步骤示意图

1. 软式内镜:
水洗→酶洗→冲洗→消毒或灭菌→冲洗与干燥→备用
2. 硬式内镜:

水洗→酶洗→冲洗 ⟶ 消毒或灭菌（浸泡法）→冲洗与干燥→备用
　　　　　　　　 ⟶ 消毒或灭菌（非浸泡法）→保存备用

### （三）消毒与灭菌的方法

1. 环氧乙烷灭菌：可用于各种内镜的消毒与灭菌。
2. 2%碱性戊二醛消毒：胃镜、肠镜、十二指肠镜浸泡不少于10分钟，支气管镜浸泡不少于20分钟，结核杆菌、其他分枝杆菌等特殊感染患者使用后的内镜浸泡不少于45分钟。

2%碱性戊二醛灭菌：需要灭菌的内镜必须浸泡10小时。

3. 压力蒸汽灭菌：可用于金属内镜、附件及弯盘、敷料缸等的消毒与灭菌。
4. 含氯消毒剂：用于非一次性使用的口圈、注水瓶、连接管、吸引瓶、吸引管、清洗槽等的消毒。
5. 煮沸消毒：用于达到消毒要求的硬式内镜，如：喉镜、阴道镜等。
6. 其它消毒设备：如酸化水、超声清洗机等必须符合《消毒管理办法》、《消毒技术规范》的规定。

### （四）注意事项

1. 内镜的清洗消毒应当与内镜的诊疗工作分开进行，分设单独的清洗消毒室和内镜诊疗室，清洗消毒室应当保证通风良好。
2. 不同部位内镜的诊疗工作应当分室进行。
3. 灭菌内镜的诊疗应当在达到手术标准的区域内进行，并按照手术区域的要求进行管理。
4. 工作人员清洗消毒内镜时，应当穿戴必要的防护用品，包括工作服、防渗透围裙、口罩、帽子、手套等。
5. 基本清洗消毒设备：包括专用流动水清洗消毒槽、负压吸引器、超声清洗器、高压水枪、干燥设备、计时器、通风设施，与所采用的消毒、灭菌方法相适应的必备的消毒、灭菌器械，50ml注射器、各种刷子、纱布、棉棒等消耗品。
6. 内镜及附件的清洗、消毒或者灭菌时间应当使用计时器控制。

7. 内镜室应当做好内镜清洗消毒的登记工作，登记内容应当包括就诊病人姓名、使用内镜的编号、清洗时间、消毒时间以及操作人员等事项。

8. 每一环节操作后需经干燥再进行第二步程序。

9. 清洗纱布应当采用一次性使用的方式，清洗刷应当一用一消毒。

10. 医务人员操作部位也必须清洗、消毒。

11. 酶洗液应当每清洗 1 条内镜后更换。

12. 当日不再继续使用的胃镜、肠镜、十二指肠镜、支气管镜等需要消毒的内镜采用 2% 碱性戊二醛消毒时，应当延长消毒时间至 30 分钟。

13. 采用化学消毒剂浸泡灭菌的内镜，使用前必须用无菌水彻底冲洗，去除残留消毒剂。

14. 每日诊疗工作结束，必须对吸引瓶、吸引管、清洗槽、酶洗槽、冲洗槽进行清洗消毒。

15. 每日诊疗工作开始前，必须对当日拟使用的消毒类内镜进行再次消毒。如采用 2% 碱性戊二醛浸泡，消毒时间不少于 20 分钟，冲洗、干燥后，方可用于病人诊疗。

**（五）内镜消毒灭菌效果的监测**

化学监测：消毒剂浓度必须每日定时监测并做好记录，保证消毒效果。

生物监测：需要消毒的内镜应当每季度进行生物学监测并做好监测记录。

　　　　合格标准：细菌总数 $<20 cfu/$ 件，不能检出致病菌。

　　　　需要灭菌的内镜应当每月进行生物学监测并做好监测记录。

　　　　合格标准：无细菌生长。

# 主要参考文献

1 中华人民共和国卫生部．医院感染管理规范（试行）[S]．2000 年版，北京：2000
2 中华人民共和国卫生部．消毒技术规范[S]．2002 年版，北京：2002
3 朱世俊．现代医院感染学．北京：人民军医出版社，1998
4 徐秀华．临床医院感染学．长沙：湖南科学技术出版社，1998
5 杨华明，易滨．现代医院消毒学．北京：人民军医出版社，2002
6 王增晓，陈世平，吕增春．现代医院卫生学．北京：人民军医出版社，2002
7 王力红．医院感染学．北京：中国协和医科大学出版社，2002
8 陈萍，陈伟，刘丁．医院感染学教程．北京：人民卫生出版社，2002
9 贾淑梅．临床医院感染管理与控制．西安：第四军医大学出版社，2002
10 张卓然．临床微生物学和微生物检验．第3版，北京：人民卫生出版社，2003

附录：

# 医院预防与控制传染性非典型肺炎（SARS）医院感染的技术指南

为了加强传染性非典型肺炎（SARS）医院感染的预防与控制工作，指导医院采取正确的消毒、隔离与人员防护措施，防止传染性非典型肺炎的医源性传播，制定本技术指南。

## 第一章 基本要求

一、医院应当加强对医务人员传染性非典型肺炎防治知识的培训，做到早发现、早报告、早隔离、早治疗。

二、传染性非典型肺炎病人应当集中收治。指定医院应在易于隔离的地方设立相对独立的发热门（急）诊、隔离留观室，定点收治传染性非典型肺炎病人的医院应当设立专门病区。

三、医院应当根据传染性非典型肺炎的流行病学特点，针对传染源、传播途径和易感人群这三个环节，制定相应的工作制度，建立和落实岗位责任制。

四、医院应当重视消毒隔离工作，采取切实可行的措施，确保消毒隔离措施和防护措施落实到位，保证工作效果。

五、医院应当加强医院感染的监测，做好早期预警预报和对预防传染性非典型肺炎预防与控制有关工作的监督与监测。

## 第二章 消毒技术

消毒是切断传播途径，控制传染性非典型肺炎感染的重要措施之一，医院必须采取适宜的消毒技术。

一、空气消毒

医院可以根据实际情况采取适宜的空气消毒技术。

（一）通风

保证空气的流通是控制和预防传染性非典型肺炎医院感染的重要措施，可以采取的方法包括：

1. 开窗通风，加强空气流通，并根据气候条件适时调节。
2. 安装通风设备，加强通风。

（二）有条件的医院可以建立负压病房。

（三）使用获得卫生部消毒产品卫生许可批件的空气消毒设备，并按使用说明书操作。如：在有人情况下，可以使用循环风紫外线消毒器、静电吸附空气消毒机或空气等离子体消毒机等进行空气消毒。在无上述条件时，也可以采用低臭氧紫外线灯（按 $1.5W/m^3$ 安装）加反光罩反向照射消毒空气，照射时间为 1 小时，每间隔 2 小时照射 1 次；在无人情况下，可以使用普通紫外线灯（按 $1.5W/m^3$ 安装）照射 1 小时，对空气进行消毒。

（四）中央空调的使用：按照建设部、卫生部和科技部颁发的《建筑空调通风系统预防"非典"、确保安全使用的应急管理措施》（建科电 [2003] 17 号）的文件进行，具体要求为：

1. 在空调通风系统启动之前，必须掌握系统自身的特点，明确每一系统所服务的楼层和房间的详细情况，制订出相应的预案，明确突发情况的应对措施，并落实专人负责。

2. 加强室内外空气流通，最大限度引入室外新鲜空气。

（1）循环回风为主，新、排风为辅的全空气空调系统，在疫情期内，原则上应采用全新风运行，以防止交叉感染。

（2）用专用新、排风系统换气通风的空气—水空调系统，应按最大新风量运行，且新风量不得低于卫生标准（每人每小时 $30m^3$），达不到标准者应通过合理开启门窗，加强通风换气，以获取足额新风量。

（3）对于只采用独立式空调器（机）供冷供热的房间，应合理开启部分外窗，使空调房间有良好的自然通风；当空调关停时，应及时打开门窗，加强室内外空气流通。

（4）在疫情期内，全空气空调系统与水—空气空调系统宜在每天空调启用前或关停后的新风和排风机多运行 1 小时，以改善空调房间室内外空气流通。

3. 确保空调机房内和空调新风口周围环境的清洁，正确引入新风。

（1）空调系统新风采气口周围环境必须保持洁净，以保证所吸入的空气为新鲜的室外空气。禁止间接从机房内、楼道内和天棚吊顶内吸取新风。禁止新风采气口与排风系统的排风口短路。

（2）空调通风的机房必须保持干燥清洁，严禁堆放无关物品。

4. 做好空调系统各部件的清洗消毒工作。

5. 加强冷却塔与冷却水系统的清洗消毒。

6. 空调通风系统的一定位置或房间内宜安装空气消毒除菌装置。

7. 空调系统的关键部位应定期消毒。

8. 在当地疫情期内，下列空调系统宜停止使用。

（1）既不能全新风运行，又没有对回风或送风采取消毒措施的全空气空调系统；

（2）既不设新风，又不能开窗通风换气的水—空气空调系统（即风机盘管空调系统）；

（3）既不能开启外窗，又不设新、排风系统的房间内的空调器（机）。

9. 对定点医院隔离区空调装置与空调通风系统的特殊附加要求：

（1）在"非典"疫情期内将老医院应急改造与改用成治疗"非典"病人的，以及新建的隔离医院、隔离病房，其空调系统的划分必须按病区划分，严禁不同病区合用一个空调系统。

（2）在医院内禁止采用有循环回风的全空气系统，在当地疫情内现有的有循环回风的全空气系统必须停止运行。

（3）在医院空调系统中禁止采用任何形式的绝热加湿装置。

（4）医院隔离病房内空调通风系统必须按排风量大于送风量进行设计、调试与运行，以确保各病房内空调通风在负压状态下运行。

（5）隔离病房、卫生间采用公用竖排风，应确保卫生间排气扇及屋面排风机正常运行，没有倒灌，防止通过卫生间交叉感染。

（6）在有条件时，医院内的空调通风系统与空调房间应设计和配备压力的测试、调节与控制手段，以确保清洁区、半污染区和污染区的空气压力级差，从而保证病区内空气能有序流动。

（7）在医院空调通风系统内须设计和配备完善、合格的各级空气过滤装置与消毒装置。

（8）隔离病房的排风应当高空排放，应远离新风进口。其所有用过的各种空气过滤器应集中消毒后再焚烧处理。

（9）隔离病房的空调凝结水必须分区集中收集，经消毒处理后才可排入下水道。

## 二、物体表面、地面的清洁和消毒

指定医院的发热门（急）诊和定点医院隔离病区内所有的物体表面、地面都应当进行清洁，受到病原微生物污染时，应当先清洁，再进行消毒。

（一）清洁的一般要求

1. 湿式清洁，动作轻柔。

2. 所有清洁后的物体表面、地面应当保持干燥。

3. 清洁工作应当区分清洁区、半污染区、污染区，逐区进行。湿擦各种物体表面，湿拖地面；抹布、拖把要分区使用，及时更换。

4. 工作人员进行清洁工作时，应当分区穿戴防护物品。

5. 工作完毕后，应当及时清洁和消毒工作用具。

（二）物品表面和地面的消毒

1. 下列情况需要进行消毒：

（1）当物体表面和地面被患者血液、体液、分泌物、排泄物等污染时。

（2）收治传染性非典型肺炎病人的病房内的物品表面和地面应定期进行消毒。

（3）传染性非典型肺炎病人接触过的物体表面应定期进行消毒。

2. 消毒方法：

（1）含氯消毒剂：500～1000mg/L 的含氯消毒剂擦拭物体表面或拖地，作用 15～30 分钟。

（2）过氧乙酸：0.2%～0.5%的过氧乙酸擦拭物体表面，作用5～15分钟。

（3）使用获得卫生部消毒产品卫生许可批件的适于物体表面和地面消毒的消毒剂，并按产品说明书使用。

（4）消毒后的物体表面和地面应当保持干燥。

3. 收治传染性非典型肺炎病人的病房内的物品表面、地面应当每天进行清洁和消毒，依据各类物品被接触的频率以及受污染的严重程度，选择适宜的消毒方法。如床头柜、床栏杆、门把手、水龙头、地面等应当每天用消毒剂消毒两次。一般情况下，采用500～1000mg/L含氯消毒剂擦拭物体表面或拖地。

### 三、终末消毒

传染性非典型肺炎病人出院、转院或者死亡后，病人房间的环境和使用的物品应当进行终末消毒。消毒方法是：

（一）空气消毒

可以使用紫外线灯（按 $1.5W/m^3$ 安装）照射1小时，对空气进行消毒。也可以使用0.5%过氧乙酸或者3%过氧化氢喷雾，$20\sim30ml/m^3$，作用1小时。消毒时应当关闭门窗，严格按照消毒剂使用浓度、使用剂量、消毒作用时间及操作方法进行消毒，消毒完毕充分通风后方可使用。

（二）物体表面和地面

房间内的物体表面和地面应当进行清洁后，用500～1000mg/L的含氯消毒剂擦拭和拖地，作用15～30分钟。

（三）病人使用物品的消毒，按照本章第七部分的要求进行。

### 四、手的清洁与消毒

手的清洁与消毒是切断接触传播的重要措施，手的清洁与消毒应当符合以下原则：

（一）洗手设施

1. 流动水洗手。
2. 采用非手触式开关，如脚踏式、感应式或肘式开关。
3. 提供干手设施，如擦手小方巾、一次性纸巾等。

4．配备洗手液和速干手消毒剂。

（二）手的清洗要求

1．下列情况需要进行手的清洗：

（1）出入传染性非典型肺炎病区、病房前后。

（2）诊治或者护理每位传染性非典型肺炎病人之间。

（3）清洗、消毒传染性非典型肺炎病区各种物品之后。

（4）脱去个人防护用品后。

（5）出入不同区域（清洁区、半污染区与污染区）前后。

2．手的清洗方法，如下图所示：

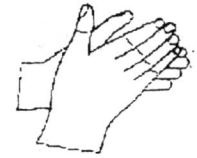 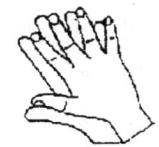

1．掌心对掌心搓揉　　2．手指交叉，掌心对手背搓揉　　3．手指交叉，掌心对掌心搓揉

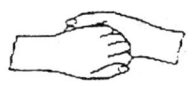 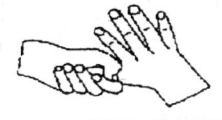 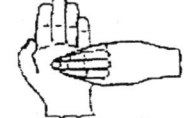

4．双手互握搓揉手指　　5．拇指在掌中搓揉　　6．指尖在掌心中搓揉

（1）取 3～5ml 清洗剂于手心，两手心对搓。

（2）双手指交叉，手心对手背彼此对搓。

（3）双手指交叉，手心对手心彼此对搓。

（4）双手互握互搓指背手背。

（5）双手拇指彼此在掌心搓揉。

（6）双手指尖互在掌心搓揉。

以上每一步骤均为 10 秒共计 1 分钟，最后用清水冲净清洗剂；使用肥皂的洗手步骤同上。

（三）手的消毒

1．下列情况需及时进行手的消毒：

（1）接触病人的血液、体液、分泌物、排泄物或其他可能污染的物品后。

（2）脱去个人防护物品及手套后。

（3）离开传染性非典型肺炎病区、病房前。

（4）无条件进行手清洗时，可使用速干手消毒剂。消毒后，仍需尽快进行手的清洗。

2. 常用的手消毒剂和使用方法：

（1）75％的乙醇或70％的异丙醇或醇的复合制剂3～5ml，按洗手方法搓揉1～2分钟。

（2）使用获得卫生部消毒产品卫生许可批件的手消毒剂，并按产品说明书使用。

**五、防护用品的清洗与消毒**

（一）可以重复使用的防护用品，按照实际情况，选择下述方法进行清洗、消毒。

1. 用后的防护用品放入双层布袋中封扎，压力蒸汽灭菌后送洗衣房进行清洗、消毒。

2. 无压力蒸汽灭菌条件的医院，上述物品在病区用500mg/L～1000mg/L的含氯消毒剂或0.2％的过氧乙酸浸泡30分钟，再送洗衣房清洗消毒。

3. 口罩应当与防护服分开清洗与消毒。

（二）防护眼镜、防护面罩可以用500mg/L～1000mg/L的含氯消毒剂、0.2％的过氧乙酸或者75％的乙醇浸泡30分钟，清洗干燥后备用。

**六、医疗器械的消毒与灭菌**

（一）高危器械：凡是穿过皮肤或黏膜而进入无菌组织、器官、腔隙的医疗器械，及与破损的皮肤、黏膜密切接触的医疗器械应当进行彻底清洗、干燥后进行灭菌处理。

1. 压力蒸汽灭菌：121℃20分钟；132℃4分钟。

2. 环氧乙烷气体灭菌：800mg/L～1200mg/L；相对湿度55％～60％；50℃；6小时。按不同物品的性质进行环氧乙烷解吸（50℃条件下）平均4～6小时。

3. 戊二醛灭菌：2％的碱性戊二醛溶液浸泡10小时，灭菌水彻底冲洗，干燥保存。

（二）中危器械：凡是接触皮肤、黏膜的医疗器械应当经过彻底清洗、干燥后，根据其材料要求分别采用不同消毒方法进行消毒。

（1）流动蒸汽消毒20分钟。

（2）煮沸消毒20分钟，水中加入1%碳酸氢钠可提高消毒效果。

（3）不适于压力蒸汽灭菌的物品可采用化学消毒法：

①戊二醛：2%的碱性戊二醛溶液浸泡30分钟。消毒后用清水彻底冲洗残留戊二醛，干燥保存。

②过氧乙酸（加防腐蚀剂）：0.2%～0.5%的过氧乙酸擦拭或浸泡作用15分钟，消毒后用清水彻底冲洗残留过氧乙酸，干燥保存。

③乙醇或异丙醇：70%～80%浸泡作用15～30分钟，干燥保存。

（三）低危物品：通常这类物品只直接或间接与病人健康无损的皮肤相接触，一般只需清洁处理。当被病人的血液、体液、分泌物、排泄物等明显污染时才需要消毒。常用500mg/L～1000mg/L的含氯消毒剂浸泡或擦拭，作用30分钟，用清水彻底冲洗后干燥保存。

### 七、病人使用物品的消毒

（一）病人使用的床单、被罩等物品每周定期更换，被血液、体液、分泌物、排泄物等污染后及时更换。用后的上述物品用双层布袋封扎，压力蒸汽灭菌后送洗衣房，清洗消毒，也可以使用500mg/L～1000mg/L的含氯消毒剂浸泡半小时，送洗衣房清洗消毒；病人的口罩每天更换，消毒方法同床单，但应与床单等物品分开清洗与消毒。如果上述物品为一次性使用，使用后应当按医疗废物处理。

病人使用物品与医务人员使用物品应当分开清洗、消毒。

（二）呼吸治疗装置在使用前应达到高水平消毒，螺纹管尽可能用一次性使用物品；若重复使用，用后应当立即用2000mg/L的含氯消毒剂浸泡消毒30分钟后，再清洗消毒；也可以使用专用清洗机（80℃～93℃，10分钟）清洗，烘干备用。氧气湿化瓶应当每24小时更换，使用后的湿化瓶浸泡于500mg/L～1000mg/L含氯消毒剂中30分钟，无菌水冲洗后干燥备用。呼吸机主机表面清洁后，用500mg/L的含氯消毒剂擦拭消毒。

（三）接触病人的精密仪器设备，设备表面用70%乙醇或异丙醇擦拭消毒两遍，或整机用环氧乙烷气体消毒。

（四）体温计使用后用75%乙醇浸泡15分钟，或者用0.2%过氧乙酸浸泡消毒10分钟后干燥保存。血压计、听诊器等，每次使用前、后用75%的乙醇擦拭消毒。压舌板一人一用一灭菌，或者使用一次性压舌板。

（五）氧气瓶在移出传染性非典型肺炎病房前，用500mg/L～1000mg/L的含氯消毒剂擦拭消毒外表面。

（六）有条件的医院，可以使用电子病历。病历尽可能不带入污染区，病历（包括各种化验单）一旦被污染时，可以使用甲醛氧化法或加热法熏蒸、环氧乙烷气体消毒或者压力蒸汽灭菌（热敏纸除外）。

（七）病人使用后的痰杯，应当按照1∶1比例向杯中注入2000mg/L含氯消毒剂处理痰液60分钟，然后将痰液倒入厕所。痰杯浸泡于1000mg/L含氯消毒剂中，作用30分钟，清水冲洗，干燥备用，使用的一次性痰杯，用后按医疗废物处理。

（八）病人使用后的餐具，用500mg/L的含氯消毒剂或0.2%的过氧乙酸浸泡30分钟，清洗消毒后备用；或者用80℃～93℃的清水刷洗后，流动蒸汽消毒20分钟。也可以使用一次性餐具，用后按医疗废物处理。

（九）运送病人的工具使用后应当进行消毒，担架、平车等物体表面用500mg/L～1000mg/L的含氯消毒剂擦拭；救护车运送病人时应开窗通风，病人离车后，车内的物体表面用500mg/L～1000mg/L的含氯消毒剂擦拭，空气用流动紫外线灯照射1小时；救护车上应当配备速干手消毒剂。

（十）病人的个人用物，置福尔马林熏箱或熏房（氧化法）消毒12小时以上，方可随病人带回家。病人使用的手机用75%乙醇擦拭表面后，用塑料小袋密封，保存一周后再使用。

### 八、病人排泄物、分泌物、呕吐物的处理

病人排泄物、分泌物、呕吐物等应及时进行无害化处理，处理的原则为：

（一）医院应当设有污水处理系统。设有污水处理系统的医院，病人排泄物、分泌物、呕吐物等可直接入污水地，适当增加污水处理消毒剂的投药量，保证污水处理的余氯含量大于 6.5ml/L。

（二）无污水处理设施的医院，病人排泄物、分泌物、呕吐物则应按下述方法进行处理：

1. 使用漂白粉：1份漂白粉（10%漂白粉乳液）＋4份污物，混匀，消毒2小时。

2. 使用优氯净：1份优氯净＋12份污物，混匀，消毒2小时。

3. 每病床须设置加盖容器，装足量 1500mg/L～2500mg/L 有效氯溶液，用作排泄物、分泌物的随时消毒。将排泄物、分泌物直接放入消毒液中，作用时间为 30～60 分钟。

4. 将消毒后的污物倒入厕所，便器、便盆等每天使用 1000mg/L 的含氯消毒剂浸泡半小时。

## 第三章 隔离技术

### 一、隔离原则

（一）对传染性非典型肺炎疑似病人和确诊病人应当尽早采取隔离措施，传染性非典型肺炎疑似病人和确诊病人分开安置。

传染性非典型肺炎疑似病人和确诊病人应当单间隔离，经病原学或者血清学确诊的病人可以置于多人房间，不设陪护。病人的活动应当限制在病房内进行。与病人相关的诊疗活动尽量在病区内进行。

（二）根据传染性非典型肺炎的传播途径，在实施标准预防措施的基础上，采取飞沫隔离、空气隔离与接触隔离措施。具体措施包括：

1. 病人置单间隔离。若条件不允许时，可以将经病原学或者

血清学确诊的病人置于同一房间。

2. 戴手套,在处理完病人的污物后、病人之间应更换手套,离开病人病房前应摘去手套,洗手与手消毒,并保持洁净。

3. 进行有可能受到污染的操作时,应当穿隔离衣或者防护衣,离开病人房间前应脱去,并保持工作服不受到污染。

4. 减少病人的移动和转换病房,若确需转换病房时,应采取相应的措施防止病人对其他病人和环境造成污染。

5. 病人的诊疗、护理物品应当专用,若条件有限时,用后应做好清洁和消毒工作。

(三) 医院根据实际工作条件采取区域隔离,具体要求包括:

1. 将整个病区分为清洁区、半污染区和污染区。清洁区包括医务人员的值班室、更换刷手衣裤室、穿工作服室、浴室、库房等,半污染区包括治疗室、医护人员的办公室、消毒室、穿防护服或者隔离衣室等,污染区包括病室和病室间的走廊。

2. 在清洁区和半污染区、半污染区和污染区之间分别设立缓冲带,并加装实际的隔离屏障(如隔离门)。

3. 各区之间用颜色区分,即清洁区划蓝色线,半污染区划黄色线,污染区划红色线,以警示医务人员。

4. 分别设立医务人员和病人的专用通道。

5. 防护用品置于不同区域,医务人员在不同区域穿戴和脱摘相应的防护用品。

6. 各区、各带和各通道有专门的功能定位。

7. 整个病区通风良好。

## 二、不同部门的隔离措施

1. 发热门(急)诊

(1) 远离其他门诊、急诊,独立设区,出入口与普通门诊急诊分开,标识明显。

(2) 有备用诊室。

(3) 设隔离卫生间。

(4) 挂号、就诊、检验、检查、取药等能全部在该区域内完成。

（5）设较独立的医护人员内部工作区域。

2. 隔离留观室

（1）独立设区，标识明显

（2）清洁区、半污染区、污染区分区明确，无交叉，办公室与留观室尽量保持一定距离。

（3）留观病人单间隔离，房间内设卫生间。

（4）病人病情允许时应戴口罩，不能离开留观室，严禁病人之间相互接触。

（5）积极进行鉴别诊断，排除上感、流感、细菌性或支原体、衣原体肺炎等。

3. 传染性非典型肺炎疑似病人病区

（1）通风良好，独立设区，与其他病区相隔离，有明显标识。

（2）分清洁区、半污染区、污染区，三区无交叉。

（3）医务人员办公室与病房分隔无交叉，并有一定距离。

（4）疑似病人一人一室，房间内设卫生间。

（5）病人戴口罩，不能离开病房，严禁病人间相互接触。

（6）严格探视制度，不设陪护，不得探视，若病人病情危重必须探视的，探视者必须严格按照规定做好个人防护。

4. 传染性非典型肺炎临床诊断或确诊病人病区

（1）通风良好，独立设区，与其他病区相隔离，有明显标识。

（2）布局合理，分清洁区、半污染区、污染区，三区无交叉。

（3）分别设立医务人员和病人专用通道。

（4）病人戴口罩，不得离开病区。

（5）重型病人应当收治在重型监护病房或者具备监护和抢救条件的病室，收治重型传染性非典型肺炎病人的监护病房或者具备监护和抢救条件的病室不得收治其他病人。

（6）医务人员办公室与病房分隔，有一定距离，无交叉。

（7）严格探视制度，不设陪护，不得探视，若病人病情危重必须探视的，探视者必须严格按照规定做好个人防护。

三、已经建立负压病房的医院可以采取房间隔离

房间隔离的具体要求包括：

1. 整个病区空气的流向为从办公区→走廊→缓冲间→隔离病房，病区通风良好。

2. 将隔离病房视为污染区，隔离病房外的走廊与病人房间之间设立缓冲区，防护用品置于缓冲间内。

3. 医务人员进入隔离病房前，在缓冲间内穿戴防护用品，离开隔离病房时，在缓冲间脱摘防护用品。

4. 病人的一切诊疗护理工作和病人的生活活动在病室内完成。

# 第四章　人员的防护技术

## 一、医务人员防护的原则

医务人员传染性非典型肺炎的防护采取标准预防的原则，并根据传染性非典型肺炎的传播途径采取飞沫隔离、接触隔离和空气隔离。医院应当根据医务人员在工作时接触疑似传染非典型肺炎病人或临床确诊传染性非典型肺炎病人和导致感染的危险性程度采取分级防护，防护措施应当适宜。

（一）医院内所有区域应当采取标准预防。标准预防的核心内容包括：

1. 所有的病人均被视为具有潜在感染性病人，即认为病人的血液、体液、分泌物、排泄物均具有传染性，必须进行隔离，不论是否有明显的血液或是否接触非完整的皮肤与黏膜，接触上述物质者，必须采取防护措施。

2. 要防止经血传播性疾病的传播，又要防止非经血传播性疾病的传播。

3. 强调双向防护。既要预防疾病从病人传至医务人员，又要防止疾病从医务人员传给病人。

（二）标准预防的具体措施包括：

1. 接触血液、体液、分泌物、排泄物等物质以及被其污染的物品时应当戴手套；

2. 脱去手套后立即洗手；

3. 一旦接触了血液、体液、分泌物、排泄物等物质以及被其污染的物品后应当立即洗手；

4. 医务人员的工作服、脸部及眼睛有可能被血液、体液、分泌物等物质喷溅到时，应当戴一次性外科口罩或者医用防护口罩、防护眼镜或者面罩，穿隔离衣或围裙；

5. 处理所有的锐器时应当特别注意，防止被刺伤；

6. 对病人用后的医疗器械、器具应当采取正确的消毒措施。

## 二、防护用品的标准及使用

医务人员使用的防护用品应当符合国家医用级标准。

（一）防护服：应当符合《医用一次性防护服技术要求》GB19082－2003，可为连体式或者分体式结构，穿脱方便，结合部严密。袖口、脚踝口应当为弹性收口，具有良好的防水性、抗静电性、过滤效率和无皮肤刺激性。

（二）防护口罩：应当符合《医用防护口罩技术要求》GB19083－2003，口罩可分为长方形和密合形，应当配有鼻夹，具有良好的表面抗湿性，对皮肤无刺激，气流阻力在空气流量为85L/min 的情况下，吸气阻力不得超过 35mm$H_2O$，滤料的颗粒过滤效率应当不小于 95％。也可以选用符合 N95 或者 FFP2 标准的防护口罩。

（三）防护眼镜或面罩：使用弹性佩戴法，视野宽阔、透亮度好，有较好的防溅性能。

（四）隔离衣：材料易于清洗和消毒，长袖、拉链或者纽扣位于背部。

（五）手套：为医用一次性乳胶手套。

（六）鞋套：为防水、防污染鞋套。

## 三、医务人员的分级防护

一级防护：适用于发热门（急）诊的医务人员。

1. 严格遵守标准预防的原则。

2. 严格遵守消毒、隔离的各项规章制度。

3. 工作时应穿工作服、隔离衣、戴工作帽和防护口罩，必要时戴乳胶手套。

4. 严格执行洗手与手消毒制度。

5. 下班时进行个人卫生处置,并注意呼吸道与黏膜的防护。

二级防护:适用于进入传染性非典型肺炎留观室、传染性非典型肺炎专门病区的医务人员,接触从病人身上采集标本、处理其分泌物、排泄物、使用过的物品和死亡病人尸体的工作人员,转运病人的医务人员和司机。

1. 严格遵守标准预防的原则。

2. 根据传染性非典型肺炎的传播途径,采取飞沫隔离、接触隔离与空气隔离。

3. 严格遵守消毒、隔离的各项规章制度。

4. 进入隔离留观室和专门病区的医务人员必须戴防护口罩,穿工作服、防护服或隔离衣、鞋套,戴手套、工作帽。严格按照清洁区、半污染区和污染区的划分,正确穿戴和脱摘防护用品,并注意呼吸道、口腔、鼻腔黏膜和眼睛的卫生与保护。

①医务人员进入病区穿戴防护用品程序:

医务人员通过员工专用通道进入清洁区,认真洗手后依次戴工作帽、防护口罩、换工作鞋袜,有条件的医院可以更换刷手衣裤。

在进入半污染区前穿工作服,手部皮肤有破损或疑似有损伤者戴手套进入半污染区。

在进入污染区前,穿防护服或者隔离衣,加戴一次性帽子和一次性外科口罩、防护眼镜、手套、鞋套。

②医务人员离开病区脱摘防护用品程序:

医务人员离开污染区前,应先消毒双手,依次脱摘防护镜、外层口罩和工作帽、防护服或者隔离衣、鞋套、手套等物品,分置于专用容器中,再次消毒手,进入半污染区。

离开半污染区进入清洁区前,先洗手与手消毒,脱工作服,洗手和手消毒。

离开清洁区前,洗手与手消毒,摘去防护口罩、帽子,沐浴更衣,并进行口腔、鼻腔及外耳道的清洁。

每次接触病人后立即进行手的清洗和消毒。

一次性外科口罩、防护口罩、防护服或者隔离衣等防护用品被病人血液、体液、分泌物等污染时应当立即更换。

医务人员在下班前应进行个人卫生处置，并注意呼吸道与黏膜的防护。

三级防护：适用于为病人实施吸痰、气管插管和气管切开的医务人员。

除二级防护外，还应当加戴面罩或全面型呼吸防护器。

隔离留观室、隔离病区、传染性非典型肺炎 ICU 必须配置耐穿刺、防渗漏的容器盛装各类锐器，预防医务人员发生锐器伤。

医院应当合理安排医务人员的工作，避免过度劳累，并及时对其健康情况进行监测，注意监测医务人员的体温和呼吸系统的症状。

**四、病人的防护**

（一）传染性非典型肺炎病人或疑似传染性非典型肺炎病人按指定路线进入病区。

（二）病人进入病区前更换病人服，个人物品及换下的衣服集中消毒处理后，存放于指定地点由医院统一保管。

（三）病人住院期间严禁外出，其活动应限制在病室内，一切诊疗活动也尽量在此病区内完成。

（四）严格探视制度，不设陪护、不得探视；特殊情况必须探视的，应按照规定的时间、沿规定路线，采取严格的防护措施后进入。

（五）加强病人个人卫生管理。

（六）病人住院期间，病情允许时，病人应当戴口罩。

（七）病人出院、转院时必须进行沐浴，更换干净的衣服后方可离开病房。

（八）病人死亡时，对尸体应及时进行处理，处理方法为：用 300mg/L 的含氯消毒剂或 0.5% 过氧乙酸棉球或纱布填塞病人口、鼻、耳、肛门等所有开放通道；用双层布单包裹尸体，装入双层尸体袋中，由专用车辆直接送至指定地点火化。

（九）病人住院期间使用的个人物品经消毒后方可随病人或家属带回家。

# 第五章 医疗废物的管理

为有效预防传染性非典型肺炎医疗废物引起的疾病传播和流行，根据《医疗废物处理条例》和《医疗卫生机构医疗废物管理办法》，传染性非典型肺炎医疗废物的管理遵循以下原则：

一、医院应针对本单位的实际情况制定医疗废物管理制度，其中应包括传染性非典型肺炎病房和发热门诊医疗废物管理的工作制度和流程。

二、医疗废物应分类收集，并按照类别放置于防渗、防漏、防锐器的专用包装物或密闭的容器内。医疗废物专用包装物、容器，应有明显的中英文警示标识。医疗废物收集点应设在病区的污染端，利于废物的收集。

三、损伤性医疗废物应当直接放入耐穿刺、防渗漏的容器中，外运时必须严格密封，并在其外部套装医疗废物专用的黄色塑料袋。其他医疗废物，包括患者的生活垃圾直接放入双层黄色塑料袋，分层封扎袋口。不得使用影响密封性能的器具或方法进行封口。

四、医疗废物收集容器应符合有关部门的要求，所有废物盛装量不应超过容器或包装袋的3/4。严禁使用有破损或已经污染的收集容器。

五、医疗废物应每日由专人使用专用转运工具，按照规定的时间、路线及时清运，就近转送到医院传染性非典型肺炎废物专门暂存场所，定期由辖区医疗废物集中处置单位转运焚烧。无集中处置的城市或地区，医院应当按照当地卫生行政部门的规定进行处置。运送工具、暂存场所等需及时清洁，遇污染时及时用1000mg/L的含氯消毒剂或0.2%的过氧乙酸消毒。

六、医院应建立医疗废物暂存场所，不得露天存放医疗废物。医疗废物暂存所应远离医疗区、食品加工区和人员活动区，应有明显的警示标识，设有防渗漏、防蚊虫、防鼠措施以及其他安全措施。并应定期消毒清洁。

七、病原体的培养物、菌毒种保存液等高危险废物应在本单位就地灭菌、消毒后再按医疗废物处理。

八、收集运送医疗废物的卫生员应相对固定，并经过医疗废物处理流程、医院感染控制、自身防护、意外事故处理等知识的培训。卫生员工作时应严格按照病区防护要求做好防护工作。

九、对外运的医疗废物必须做好交接工作，并认真记录，内容包括医疗废物的种类、数量、交换时间、集中处置单位以及经办人签名。登记资料至少保存两年。

十、医院内产生的污水应按国家的有关规定进行严格的消毒后再排入污水处理系统。

## 第六章 重点部门的医院感染管理

### 一、门（急）诊的医院感染管理

（一）在传染性非典型肺炎流行期间，应对门（急）诊病人进行体温的筛查，发现体温升高的呼吸道感染患者，转发热门诊。

（二）传染性非典型肺炎流行期间，发热门（急）诊的医务人员执行一级防护；普通门诊医务人员执行标准预防。接诊不同病人时应严格洗手和/或手消毒。

（三）诊疗环境应通风良好，并常规进行物体表面及地面的消毒，每天2次。

（四）医护人员应认真做好鉴别诊断，发现疑似或临床确诊传染性非典型肺炎病人，立即为病人佩戴口罩，并及时将病人转送发热门诊或隔离病区，按有关要求进行报告，做好消毒隔离工作。

（五）疑似或临床确诊传染性非典型肺炎病人转走后要及时进行严格的终末消毒，并通知该病人就诊过的有关科室如放射科、化验室等，做好相应的消毒工作。接触患者的医护人员更换帽子、防护口罩及工作服后方可重新接诊下一个病人。

（六）做好终末消毒记录。内容包括接诊患者姓名、性别、年龄、住址、工作单位及联系方式，空气、地面、物体表面及使用过的医疗用品等消毒方式及持续时间、医疗废物及污染衣物的处理等，最后有实施消毒人的签名和记录者的签名，并注明记录时间。

## 二、发热门（急）诊的医院感染管理

（一）发热门（急）诊的医务人员执行一级防护。

（二）独立设区，与其他门诊、急诊及病区相隔离，防止人流、物流交叉。发热门诊应有明显标识。诊室消毒期间，应有备用诊室。

（三）工作人员通道与病人通道完全分开。分设清洁区、半污染区、污染区，各区无交叉。各诊室及相应辅助科室设非手触式流动水洗手装置。该区域功能齐全，有独立的影像科、检验科、药房、收费处及卫生间等。该区必须通风良好，有独立的消毒设备。

（四）每接触一位患者后洗手，必要时手消毒。

（五）进入该区就诊的病人及其家属应佩戴一次性外科口罩。

## 三、传染性非典型肺炎留观室及病区的医院感染管理

（一）传染性非典型肺炎病区的医务人员执行二级或三级防护。

（二）传染性非典型肺炎病区的布局：应布局合理，分为清洁区、半污染区及污染区，整个病区通风良好。清洁物品从清洁区入口送进、污染物品由污染区出口取出。其中清洁区供医护人员休息、半污染区设有医生办公室、治疗室等、污染区即病房及病房间的走廊，三区之间应有实际的屏障及通讯方式。每个病房需带有独立的卫生间。

（三）尽可能使用一次性医疗用品。如鞋套、手套、呼吸机螺纹管等。

（四）三区的进出口均有明确的着装和消毒要求，严格执行后方可进出。病区应设医院感染管理监督员监督医务人员的防护是否符合要求。进入流程与防护用品的穿脱步骤见第四章。

（五）医疗用品、防护用品、环境等的消毒见第二章。

（六）疑似传染性非典型肺炎病人病房与临床确诊传染性非典型肺炎病人病房应相对独立，疑似和临床确诊的传染性非典型肺炎病人应安置单人间，若条件不允许时，经病原学或血清学确诊的传染性非典型肺炎病人可 2～3 人/间，病人应佩戴口罩，不得离开病房，不设陪护、不得探视。

（七）一次性使用医疗用品的处理：用过的输液器、注射器等一次性使用医疗用品，使用后置于防渗透、耐穿刺的容器中，用双层黄色塑料袋分层封装由病区的污染区出口送至各病区的外走廊，按医疗废物进行管理，避免造成污染。

（八）患者出院时，其携带的各种物品均要进行相应的消毒处理。出院后，病房进行终末消毒。

（九）病人不得离开留观室和病房，不设陪护。

（十）合理安排医务人员工作与休息，监测其体温变化及呼吸系统症状，发现呼吸道不适，及时就诊。

**四、传染性非典型肺炎 ICU 的医院感染管理**

传染性非典型肺炎 ICU 的医院感染管理应在传染性非典型肺炎病房感染管理的基础上，还应当符合以下要求：

（一）传染性非典型肺炎 ICU 的医务人员执行二级或者三级防护。

（二）布局合理，各区设置相应的非手触式开关的洗手设备和手消毒设施。

（三）通风良好，空气流向由清洁区流向污染区，有条件的医院建立空气负压病房或者安装空气净化设施。

（四）工作人员应严格防护后进入，必要时加穿防水围裙；实施有可能喷溅的操作如气管插管、气管切开等操作时，戴防护面罩或全面型呼吸防护器。下班时沐浴更衣后方可离开。

（五）患者的各种留置管路尽可能一次性使用，可以重复使用的用后立即以 2000mg/L 含氯消毒剂或 0.2% 的过氧乙酸浸泡 30 分钟，清洗后再行灭菌。

（六）每个床单位的诊疗用品，如血压计、听诊器等每床专用。

（七）每张病床须设置加盖容器，装足量 1500mg/L～2500mg/L 的含氯消毒液，用做排泄物、分泌物的随时消毒。容器每天消毒 1 次。

（八）禁止收治其他非传染性非典型肺炎的重型病人。

### 五、传染性非典型肺炎病区内检验科的医院感染管理

（一）传染性非典型肺炎病区内检验科的医务人员执行二级防护。

（二）实验室的消毒工作包括以下内容：

1. 空气消毒：首选自然通风，保证室内外空气的流通。室内无人时使用紫外线灯照射消毒（按 $1.5W/m^3$ 安装），每次照射不小于1小时，每天2～4次。

2. 物体表面及地面的消毒：500mg/L～1000mg/L 含氯消毒剂擦拭物体表面或拖地，每天至少2次，遇污染时随时消毒。

（三）静脉采血必须一人一针一巾一带，微量采血做到一人一针一管一片，对每位病人采血前后均应洗手和/或消毒。

（四）标本的处理：送检的标本置于双层黄色塑料袋中，由专人运送，严防遗洒，专人签收。标本的检测需在生物安全柜内进行。标本离心结束静止5分钟后再打开，离心机需放置在指定的通风处。检测后的培养皿、培养基、试管等高危物品，经压力蒸汽灭菌处理后按医疗废物处理；检测过程中所产生的其他污染物品（如：痰杯、尿杯、干化学试纸及干化学试纸的存放盒）可以浸泡于1000mg/L含氯消毒剂中，作用30分钟进行消毒。一次性使用的物品，用后按医疗废物处理。

（五）标本的保存：标本采集后应立即测定。分析后已发出报告的标本原则上不保存；如确需保存，试管表面用 500mg/L～1000mg/L 的含氯消毒剂擦拭，用洁净的口袋包装，做好标记和登记后保存在专用带锁冰箱内，专人管理并做特殊记录。保存的样本必须在相关部门验收合格的实验室内打开进行有关的实验研究。普通实验室严禁进行传染性非典型肺炎病毒毒株的分离鉴定和保存。

### 六、传染性非典型肺炎病区内影像科的医院感染管理

（一）传染性非典型肺炎流行期间，传染性非典型肺炎病区内影像科的医务人员执行二级防护。

（二）影像设备：X线胸部摄影可以使用普通X线机，床旁摄影必须配备移动式X线摄影机。有条件的医院普通X线机或移动

式X线摄影机可与计算机摄影（CR）设备和图像存储与传输系统（PACS）联合应用，以提高摄影质量。CR的数字化图像经PACS传送至传染性非典型肺炎病区外的影像科，在图像工作站上进行诊断，并可实施远程会诊。移动式X线摄影机须放在污染区。

（三）通风措施：放射科应通风良好，通风不良时应安装排风扇，排风流向必须由清洁区流向污染区。

（四）严格执行空气、物体表面和地面等的消毒措施。

（五）胶片暗盒/影像板的准备：在传染性非典型肺炎病区进行X线摄影，除做好X线防护外，还必须对胶片暗盒/影像板进行处理。具体方法如下：

1. 对暗盒/影像板编号：在其右下角粘贴铅号进行编号；

2. 包裹暗盒/影像板：用内黑外黄两层塑料袋包裹暗盒/影像板，其正面上方为塑料袋封口处，在外层塑料袋正面写上暗盒/影像板编号。

3. 摄像后，除去塑料袋，即可进行正常的工作程序。

（六）医疗废物的处理：医疗废物装双层黄色塑料袋，分层封扎送焚烧。

## 七、洗衣房的医院感染管理

（1）洗衣房应当通风良好，布局合理，设有传染性非典型肺炎污染被服的专门消毒清洗区。

（2）工作人员收取、消毒污染被服时，工作人员执行二级防护，应戴橡胶手套。收取污染被服时，严禁清点。

（三）污染被服经压力蒸汽灭菌或用500mg/L～1000mg/L的含氯消毒剂浸泡30分钟后再进行清洗。

（四）运送被服的运输车洁污分开，即污染车和清洁车，专车专用。运送污染被服的车辆应每次消毒，用500mg/L～1000mg/L的含氯消毒液擦拭。

（五）空气可选用紫外线照射消毒（按$1.5W/m^3$安装），照射1小时，每天2次。物体表面和地面用500mg/L～1000mg/L的含氯消毒液或0.2%过氧乙酸擦拭物体表面和拖地，每天2次。